MANUEL

DE

MÉDECINE VÉTÉRINAIRE

A L'USAGE

DES AGRICULTEURS ET GENS DU MONDE

PAR

P. ADENOT

MÉDECIN VÉTÉRINAIRE, VICE-PRÉSIDENT HONORAIRE
DE LA SOCIÉTÉ D'AGRICULTURE DE CHALON

3e mille

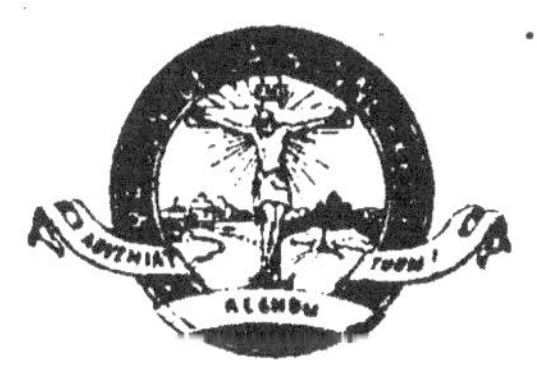

PARIS

5, RUE BAYARD, 5

BIBLIOTHÈQUE AGRICOLE

DE LA

MAISON DE LA BONNE PRESSE

BROCHURES A 0 FR. 15 FRANCO

Institutions économiques agricoles : Syndicats, Confréries de Notre-Dame des Champs, Caisses rurales.

Culture aux engrais chimiques, par UN PETIT LABOUREUR.

De l'ensilage des fourrages verts, par UN PETIT LABOUREUR.

Culture de la pomme de terre, par PAUL GENAY.

Vendange et Vinification, par FRANCK TABERNE.

Fabrication du cidre par lixiviation, par E. GARNOT.

Causeries sur les abeilles et leur hivernage, par l'abbé DUQUESNOY.

Les sept brochures à **0 fr. 15** *demandées ensemble, prix :* **0 fr. 75** *franco. — Pour la propagande,* **100** *brochures du même titre,* **5** *francs, port en sus ;* **1000** *brochures du même titre,* **40** *francs, port en sus.*

VOLUMES A 0 FR. 40
(PORT EN SUS, 0 FR. 15)

Les prairies, les fourrages et l'alimentation du bétail.

Notes pratiques sur la culture de la vigne.

Le vin : Sa composition, sa vie, sa santé, ses maladies, par FRANCK TABERNE.

Manuel populaire d'élevage.

Le Décalogue agricole, ou esquisse d'un programme d'action catholique dans les campagnes, selon l'ordre des commandements de Dieu, par le P. H. WATRIGANT, S. J.

5, RUE BAYARD, 5

MANUEL

DE

MÉDECINE VÉTÉRINAIRE

MANUEL

DE

MÉDECINE VÉTÉRINAIRE

A L'USAGE

DES AGRICULTEURS ET GENS DU MONDE

PAR

P. ADENOT

MÉDECIN VÉTÉRINAIRE, VICE-PRÉSIDENT HONORAIRE
DE LA SOCIÉTÉ D'AGRICULTURE DE CHALON

PARIS
5, RUE BAYARD, 5

PRÉFACE

Le Manuel de médecine vétérinaire que nous présentons au public a été fait en vue des cultivateurs, très souvent embarrassés pour donner des soins rationnels à leurs animaux. En raison de ce but, nous nous sommes départis autant que possible du langage scientifique qu'ils auraient eu peine à comprendre. Les descriptions des maladies sont courtes, bien que nous n'ayons jamais négligé d'indiquer les causes et les symptômes qui permettent de les reconnaître et de les distinguer les unes des autres. Le traitement est autant que possible unique pour chaque affection, afin de ne pas jeter de l'indécision dans leur esprit. La classification est loin d'être scientifique; nous avons cherché à leur faire toucher du doigt, en quelque sorte, chaque maladie. Voilà pourquoi nous avons décrit tout d'abord les affections visibles sur la peau, puis celles qui se montrent sur les muqueuses en communication directe avec elle. Viennent ensuite les maladies internes; qui commencent par celles du système nerveux, puis des organes de la respiration, se continuent par les affections des organes digestifs, des veines et artères, des organes urinaires, du système osseux et enfin des maladies microbiennes avec altération de l'organisme.

Notre tâche aurait pu se terminer là, mais nous avons

cru que les cultivateurs seraient heureux de connaître les symptômes des diverses boiteries; nous avons donc pensé devoir ajouter à notre Manuel un chapitre sur ce sujet; en outre, nous l'avons complété par quelques notes de petite chirurgie et de pharmacie renfermant les formules préconisées dans notre ouvrage. Enfin, nous l'avons terminé par l'insertion des lois sur la police sanitaire et sur les vices rédhibitoires que tous les agriculteurs ont grand intérêt à connaître, s'ils veulent s'éviter bien des ennuis et des mécomptes.

Médecine vétérinaire.

Ambroise Paré, célèbre médecin du xvie siècle, disait : *Je te panse, que Dieu te guérisse.* Telle sera notre devise.

Pour bien reconnaître l'état maladif d'un animal, il est indispensable de savoir discerner l'état de santé. Tout animal qui mange, boit, dort et exécute facilement et aisément les diverses fonctions qui constituent le jeu de la vie est en santé. Sa démarche est assurée et libre, son poil est brillant, son œil est vif ou doux, selon l'espèce et le sexe. Il s'étend facilement, a le rein souple chez le cheval et le mufle couvert de rosée chez le bœuf. La bouche fraîche et les excréments bien moulés, sans être durs. Les battements du pouls, qui sont en quelque sorte le thermomètre de la vie, doivent être consultés avec soin. Chez le cheval, le pouls se tâte en avant du muscle qui fait mouvoir la mâchoire, au point où l'artère se coude pour arriver au dehors de l'os maxillaire. Chez les bovidés, on perçoit ces battements en appuyant les doigts à la partie inférieure de la jugulaire, au point où l'artère sort de la poitrine. Chez le chien et les petits animaux, on le tâte au plat de la cuisse. Ceci étant connu : le pouls bat à l'état de santé, chez le cheval, de 32 à 38 fois par minute; chez l'âne, de 45 à 48; chez le bœuf, de 31 à 42; chez le mouton, de 70 à 79; chez le chien, de 90 à 100.

Le flanc à l'état normal monte et descend : chez le cheval jeune, 10 à 12 fois par minute; chez le cheval adulte, de 9 à 10; jeune bœuf, 18 à 20; bœuf adulte, 15 à 18; agneau, 16 à 17; mouton, 13 à 16; jeune chien, 16 à 20; adulte, 15 à 18.

Si on applique son oreille contre le conduit aérien, on entend à l'état normal un bruit de souffle peu prononcé, mais qui augmente avec l'état maladif. Si, appuyant son oreille sur les côtés de la poitrine, on la promène successivement sur les côtés de la cage thoracique, on perçoit, à l'état de santé, un bruit de souffle doux et régulier, provenant du jeu du poumon. Dans l'état maladif, ces bruits disparaissent dans certains points pour augmenter dans d'autres, de manière à simuler des sifflements, des craquements, etc. Mais, pour bien percevoir ces bruits, il faut s'être exercé sur un animal sain à percevoir les bruits normaux. Chose toujours facile dans une ferme.

En résumé, l'animal malade a la figure changée. Son regard est modifié, son poil piqué, son pouls et son flanc plus ou moins accéléré, selon la nature et l'acuité du mal.

Ces préliminaires posés; nous pouvons entrer en matière.

MALADIES EXTERNES AFFECTANT LA PEAU

ÉCHAUBOULURE

Maladie caractérisée par la présence de boutons de la grosseur d'un pois ou d'une bille à jouer, se montrant subitement sur la peau, mais principalement à la région des fesses et de l'encolure. Troubles fonctionnels insignifiants, appétit conservé.

Causes. — La pluie, les coups de soleil, un exercice violent peuvent déterminer cette affection.

Traitement. — La nature se charge ordinairement de la guérison. On peut toutefois hâter la résolution des boutons en faisant matin et soir une friction avec un mélange à parties égales d'huile d'olive et de vinaigre.

HERPÈS PHLYCTENOÏDE

L'herpés se distingue de l'échauboulure en ce que le mal est constitué par de nombreuses vésicules ayant ordinairement leurs sièges sur les lèvres. Elles s'étendent quelquefois sur la pituitaire et déterminent un engorgement de l'espace inter-maxillaire. En raison de ces symptômes, on pourrait confondre l'herpès avec la morve. Il s'en distingue par l'existence de vésicules sur les lèvres, ce qui n'a jamais lieu dans la morve.

Causes. — Inconnues, provenant toutefois du régime.

Traitement. — Lavage soir et matin avec la solution suivante :

Acide phénique impur........... 30 grammes.
Eau...................... 1 litre.

Bien mélanger avant de s'en servir. La créoline, étendue de moitié d'eau, remplit le même but et peut être employée au même usage.

IMPETIGO

Suintement jaunâtre se concrétant entre les poils et les agglomérant.

Traitement. — Lavage une fois par jour pendant trois jours avec de la créoline pure ou simplement du pétrole de commerce. Ensuite, une onction de pommade camphrée, pour faire tomber l'irritation de la peau.

BOUQUET — NOIR MUSEAU

Affection particulière à la chèvre et au mouton, caractérisée par des croûtes brunâtres constituant à la face de l'animal une sorte de masque.

Causes. — Pâturage de l'herbe pendant les grands froids, ou usage de sarrasin en fleurs.

Traitement. — Lavage au vinaigre pendant deux à trois jours. Ensuite, application d'huile de lin ou de chènevis sur les plaies.

VERRUES

Végétation morbide se montrant à la surface de la peau.

1re Variété. — Petites saillies très nombreuses, apparaissant ordinairement à la surface des lèvres des jeunes animaux, ou encore dans la gueule des jeunes chiens.

Causes. — Inconnues.

Traitement. — La nature se charge le plus souvent de la guérison, si cependant le mal tardait trop à disparaître, on devrait les lotionner tous les jours avec du vinaigre fort, ou encore du pétrole, étendu de deux fois son volume d'eau.

2° Variété. — Petites plaques saillantes et granuleuses ressemblant assez bien à une framboise ou à une jeune pomme de pin et affectant surtout les bêtes bovines.

Traitement. — Lier la verrue à sa base avec un fil de soie, de manière à l'isoler de la peau et en amener la mortification. Dans le cas où la partie malade constitue une plaque étendue, on l'enduit de pâte de Canquoin. Chaque jour, on enlève la croûte qui s'est formée et on remet une nouvelle couche de pâte jusqu'à ce que le point malade soit au niveau de la peau environnante. On panse alors la plaie avec de l'eau phéniquée à 30 grammes par litre, ou avec de la créoline additionnée de moitié d'eau.

EAUX AUX JAMBES — GRAPPES

Maladie spéciale aux solipèdes. Ayant son siège à la partie inférieure des membres.

Symptômes. — Irritation superficielle de la peau, caractérisée d'abord par le hérissement des poils. Survient ensuite un écoulement de liquide jaunâtre à odeur nauséabonde. Des boutons rouges sanguins se montrent et forment une agglomération qui ressemble, assez mal toutefois, à une grappe de raisin. D'où son nom vulgaire.

Causes. — Le lymphatisme exagéré provenant de l'hérédité. Les boues âcres de certaines villes industrielles. Les eaux séléniteuses dans lesquelles passent les animaux.

Traitement. — Trois applications dont une par jour, d'oxymellite Roydor. Recommencer chaque mois. (Voir au formulaire.)

DARTRES

Maladie circonscrite sur un point donné de la peau, mais n'ayant aucun lieu de prédilection.

Symptômes. — Excoriation de la peau, laissant apercevoir une série de petites vésicules d'où découle un liquide jaunâtre, qui, se concrétant, constitue des squames ou écailles.

Traitement. — Une application d'onguent mercuriel pour les équidés et deux lotions d'huile de cade pour les autres animaux suffisent à guérir cette affection. Si le mal se montrait rebelle à ces moyens, on devrait user d'huile empyreumatique, ou d'alcool phéniqué à 70 grammes par litre de liquide, soit deux à trois applications, dont une par jour.

DARTRE FURFURACÉE

Exfoliation farineuse de l'épiderme. Fréquente chez les chevaux nerveux.

Symptômes. — Une sorte de son d'un blanc grisâtre tombe des parties atteintes. En outre, une démangeaison assez vive porte le malade à se frotter contre les arbres ou les corps saillants qui se trouvent à sa portée.

Causes. — Inconnues.

Traitement. — Lavage deux à trois fois par jour avec la solution suivante :

> Potasse de commerce........... 100 grammes.
> Eau............................ 10 litres.

Si le mal persistait, on ferait deux à trois frictions, dont une par jour avec :

> Huile de lin............................. 3/4
> Pétrole................................. 1/4

Bien agiter avant de s'en servir.

DARTRE RONGEANTE

Maladie contagieuse, se montrant le plus ordinairement sur les animaux de l'espèce bovine.

Symptômes. — La peau, rouge d'abord, laisse bientôt apercevoir des boutons qui s'ulcèrent et font place à des chancres d'où suinte un pus sanguinolent. Le tout finit par se convertir en une croûte noirâtre, sous laquelle sourd un liquide sanieux. La dartre rongeante se montre surtout au fanon, à la queue ou à la base des cornes. Dans tous les cas, elle est accompagnée d'une très vive démangeaison.

Traitement. — Lavage à l'eau de savon pour mettre la plaie à nu. Ensuite, lotions pendant cinq à sept jours, avec alcool phéniqué à 70 grammes acide par litre alcool. Si le mal persistait après une semaine de traitement, on devrait faire une friction unique avec la pommade d'iodure de potassium ioduré.

GALE

Maladie parasitaire, attaquant nos divers animaux domestiques.

La gale est déterminée par un insecte microscopique, ressemblant à une petite araignée, que l'on nomme acare. Cet animalcule varie selon les espèces, c'est ce qui explique la difficulté de transmission du mal d'une race à une autre. Ainsi du cheval au bœuf et *vice versa*.

Symptômes. — La gale est caractérisée par un vif prurit, démangeaison, auquel succède une série de petites vésicules laissant suinter un peu de liquide. Des cellules épidermiques s'en détachent et avec elles de nombreux acares, assez souvent visibles à l'œil nu. La maladie peut être générale ou localisée à certaines parties du corps. Dans tous les cas, elle se transmet très facilement par le contact entre des animaux d'une même espèce.

Traitement. — La première partie du traitement consiste à nettoyer la peau, soit au moyen de savon noir, soit à l'aide d'une solution de potasse de commerce, 200 grammes pour 10 litres d'eau.

La peau étant sèche, on fait une friction avec parties égales de benzine et d'huile de cade. Le pétrole ordinaire, étendu de moitié son volume d'eau, donne également d'excellents résultats.

Pour les moutons, on use du bain arsenical, dont nous donnerons la formule à la fin de ce Manuel.

Le chien, dont la gale est assez rebelle, demande l'emploi, répété deux à trois fois, de bains ou lotions ainsi composées.

> Sulfure de potasse............... 100
> Eau........................... 5 litres.

Si le mal était peu étendu, on pourrait en avoir raison avec du jus de tabac ou même de l'huile de chènevis.

Un complément indispensable de ce traitement consiste à laver avec de l'eau ainsi préparée :

> Sublimé corrosif.................. 2 grammes.
> Eau....... .... 1 litre.

les harnais, étrilles, brosses, etc.

Les rateliers, mangeoires, murs des écuries, devront être blanchis à la chaux vive, une seule femelle d'acare, qui échapperait à la destruction, ramènerait le mal. Ces lavages, assez difficiles à exécuter dans certaines conditions, peuvent être remplacés par des fumigations énergiques faites avec du soufre, ou mieux encore, avec du sulfure de carbone, que l'on met évaporer dans des assiettes. Dans l'emploi de ce dernier médicament, il faut veiller à ce qu'il ne puisse s'enflammer au contact d'une lumière.

POUILLOTEMENT — MALADIE PÉDICULAIRE

Des poux, différents de forme et de volume selon les espèces, s'établissant sur la peau et y puisant leur nourriture, déterminent chez les animaux qui en sont atteints une démangeaison insupportable. Les poils tombent à la suite du frottement, et les animaux, n'ayant aucun repos, dépérissent à vue d'œil.

Causes. — La misère et surtout la contagion par contact.

Traitement. — Friction unique d'onguent mercuriel, si les poux sont réunis dans une place peu étendue; s'ils sont disséminés sur tout le corps, lavage avec du pétrole étendu de moitié d'eau, ou encore de jus de tabac également étendu d'eau. La poudre de staphysasyre réussit aussi très bien. Comme ces médicaments, en dehors du mercure qu'il est dangereux d'employer sur une certaine surface, ne tuent pas les œufs, on est obligé de renouveler le traitement à quelques jours d'intervalle.

CLAVELÉE

Maladie contagieuse et épizootique spéciale à l'espèce ovine.

Symptômes. — Apparition de points rouges sur la peau. A ces plaques succèdent des boutons plus ou moins nombreux et de la grosseur d'une grosse lentille. Leur bord est rose et leur sommet blanc. A leur intérieur on remarque un liquide clair et citrin. On le nomme *claveau* et c'est en lui que réside le principe virulent.

Douze ou quinze jours après l'invasion du mal, les croûtes se détachent pour former des écailles, et il reste un ulcère à bords découpés qui marche très lentement vers la cicatrisation. Lorsque les boutons sont distants les uns des autres et peu nombreux, la clavelée est dite *bénigne,* car elle ne détermine pas la mort des animaux.

Malheureusement il n'en est pas toujours ainsi ; les boutons agglomérés constituent des plaques qui se gangrènent et provoquent une fièvre mortelle. On dit alors que la clavelée est *confluente*.

Causes. — Les causes générales sont inconnues. La contagion seule est parfaitement établie. Elle peut s'exercer soit par le contact direct des animaux, soit par le contact médiat, ainsi par le fait du passage à une distance de 200 mètres du troupeau malade.

Traitement. — Isoler le troupeau, mettre dans une bergerie séparée les malades et éviter tout contact avec les autres moutons. Empêcher tout rapport du berger et de son chien avec les animaux sains.

Il n'existe jusqu'alors aucun traitement médical bien établi. On doit se contenter de soins hygiéniques, administrer une bonne nourriture et placer, de distance en distance, dans la bergerie, des vases contenant de l'acide phénique impur et, à son défaut, du pétrole dont les vapeurs ont la propriété de tuer les infiniment petits porteurs de la contagion.

Clavelisation. — Un grand nombre de vétérinaires

ont proposé d'inoculer le *claveau* aux animaux, dans l'espoir de rendre le mal bénin et d'éviter toute chance de mort. D'après eux, le virus de la clavelée devrait agir comme le vaccin dans les cas de petite vérole chez l'homme. Les résultats n'ont pas répondu à leurs espérances. La pratique de la clavelisation est très controversée. Une culture scientifique du claveau semblerait toutefois devoir donner de meilleurs résultats que ceux obtenus il y a quelques années.

Les procédés de clavelisation sont les mêmes que ceux employés pour l'inoculation du vaccin : on prend du virus sur une lancette et on le glisse sous l'épiderme dans une partie de la peau dépourvue de poils : base de la queue, plat de la cuisse ou intérieur de la conque.

La clavelée est visée par la loi sur la police sanitaire dont on trouvera le texte à la fin de ce Manuel.

PLAIES

Les plaies qui intéressent la peau sont fréquentes.

Causes. — Elles sont déterminées tantôt par un morceau de bois, de fer ou autre corps dur contre lequel viennent se heurter les animaux. D'autres fois, comme cela se voit chez les bêtes bovines, elles sont le résultat d'un coup de corne, etc. Quelle qu'en soit la cause, si la peau seule est intéressée, on en obtient aisément la cicatrisation par des lavages faits deux fois par jour avec de la créoline étendue de quatre fois son volume d'eau. Si la déchirure était très grande, on pourrait réunir les lèvres de la plaie au moyen de deux à trois points de suture isolés et maintenus peu serrés.

CHEVAUX COURONNÉS

Ces sortes de plaies demandant une mention spéciale, nous allons les décrire à part.. Deux cas se présentent : ou le cheval en tombant s'est seulement excorié la peau, ou elle est déchirée dans toute son épaisseur et l'articulation se trouve plus ou moins intéressée.

Dans le premier cas, on lave le genou avec la solution phéniquée à 30 grammes par litre ou bien avec la créoline étendue de quatre fois son volume d'eau.

Dans le second cas, on fait trois frictions dont une par jour sur le genou avec le liniment irritant dont la formule est donnée à la fin du manuel. Les jours suivants, on panse à l'eau phéniquée faible et cela jusqu'à cicatrisation complète. Lorsque l'articulation est ouverte et qu'il en sort une sorte d'huile, synovie, on panse la plaie avec de l'eau phéniquée à 70 grammes ou avec de la créoline pure. Il est important de maintenir autant que possible ces plaies à l'abri de l'air.

PLAIES DES PAUPIÈRES

Les plaies des paupières n'ont d'importance que s'il y a déchirure sérieuse des téguments.

Causes. — Cet accident est le plus souvent déterminé par des morsures ou par le heurt des animaux contre un corps aigu.

Traitement. — Réunir les lèvres de la plaie à l'aide d'épingles placées à un centimètre de distance et les maintenir à l'aide d'un fil entortillé en 8 de chiffre autour de chacune d'elles. On peut obtenir le même résultat à l'aide de diachylum ou d'une piécette de toile imprégnée de colle à froid. L'affaire principale consiste à maintenir le bord des plaies en contact et à empêcher l'animal de se frotter contre le râtelier.

PLAIES PROFONDES

Il est bien rare que les plaies n'intéressent que la peau. Le plus souvent, elles pénètrent plus ou moins profondément dans les chairs. Leur gravité est subordonnée aux parties vives qui ont pu être intéressées : nerfs, artères, tendons, etc. En dehors de cela, leur profondeur a peu d'importance.

Causes. — Les causes sont nombreuses. Les clous, les lames des instruments employés en agriculture, les contusions vives, les chutes, en sont les facteurs principaux.

Traitement. — 1° Sonder la plaie et reconnaître si dans son fond il n'est pas resté un corps étranger. Dans ce cas, il faut l'extraire. Ce point acquis, on rapproche avec quelques points de suture isolés et maintenus peu serrés les lèvres de la plaie, mais cela seulement quand la déchirure est considérable. Si elle n'atteint pas plus de 8 à 10 centimètres, on peut se dispenser de cette opération. Si l'animal a de la fièvre, il faut user pendant trois à quatre jours d'irrigations d'eau froide ou tout au moins de lotions très fréquentes.

Si la fièvre est insignifiante, on peut immédiatement faire, soir et matin, une injection phéniquée à 30 grammes par litre d'eau ou la remplacer par la créoline à 3/4 d'eau. Continuer jusqu'à guérison.

MALADIES EXTERNES

ATTAQUANT LA SURFACE DE L'ŒIL

CONJONCTIVITE (COUP D'AIR)

L'œil fermé par la paupière est tuméfié, des larmes s'en écoulent et la conjonctive qui le tapisse est épaissie et injectée de sang. L'animal souffre, se défend quand on veut examiner le point malade. La lumière le fatigue et il s'en garantit autant qu'il peut.

Causes. — Les coups, les frottements des œillères de la bride, les corps étrangers, les balles des céréales, les poussières et enfin les courants d'air froid.

Traitement. — Enlever les corps étrangers, s'ils sont apparents, laver l'œil plusieurs fois par jour avec une décoction de mélilot, de rose, ou de plantain. Si le mal persistait au delà du septième jour, on prendrait une pincée de calomelas en poudre que l'on mettrait dans un tuyau de plume d'oie et on l'insufflerait dans l'œil alors que l'animal cherche à l'entr'ouvrir. On se sert également avec avantage de la pommade de Lyon au bioxyde de mercure. On en met gros comme un pois à l'angle interne de l'œil et on met sa main sur cet organe, qui, par le fait de son mouvement, s'en imprègne complètement. Il faut continuer ces applications cinq à six jours de suite.

KÉRATITE

Inflammation de la cornée ou vitre de l'œil.

Causes. — Suite des maladies du jeune âge, mais déterminée le plus souvent par une déchirure produite par un corps étranger, coup de fouet, épines, épillets, frottements.

Symptômes. — Point blanc s'étendant sur toute la vitre ou restreint à une partie limitée. Ce point peut constituer une plaie simple ou un ulcère.

Traitement. — Insufflation une fois par jour, pendant trois jours, d'une pincée de calomelas introduit dans une plume d'oie. Renouveler l'opération au bout de quinze jours si la médication n'a pas réussi le premier jour.

ONGLET

On nomme ainsi l'inflammation d'un petit corps situé à la face interne de l'œil, qui a pour mission de nettoyer la vitre de l'œil et même de la protéger quand elle s'enfonce au fond de l'orbite.

Causes. — La blessure de corps étrangers, épines, épillets, ou encore la piqûre des mouches.

Traitement. — Lavage une ou deux fois par jour avec l'eau phéniquée à 30 grammes par litre d'eau, ou avec la créoline, à même dose. Lorsque la guérison ne peut s'obtenir par les moyens médicaux, on excise la plus grande partie du corps à l'aide de ciseaux un peu tranchants et on arrête l'hémorragie avec un peu d'eau phéniquée. Dans le cas où la tumeur est très volumineuse, comme on peut le voir dans le bœuf, on l'étrangle

avec un fil de soie bien serré, et elle tombe quelques
jours après l'opération, ne laissant aucune trace.

MALADIES INTERNES DE L'ŒIL

AMAUROSE

Perte de la vue sans trouble apparent des humeurs de
.'œil.

Causes. — Inconnues.

Symptômes. — Immobilité de l'iris, l'œil étant exposé
au soleil ou à l'obscurité; un seul des organes de la vision
peut être atteint. On reconnaît cet état en appliquant la main
fermée sur chacun des yeux et en les exposant à la lumière.
Si l'ouverture de la pupille n'est pas modifiée, on peut
être assuré de la paralysie, et, par conséquent, de l'amau-
rose.

Traitement. — Onguent vésicatoire sur les paupières,
injections de teinture de noix vomique sur l'œil malade.

Quels que soient les remèdes employés, les guérisons
sont très rares.

CATARACTE

Opacité de la lentille qui se trouve au fond de l'œil.

Causes. — La fluxion périodique dont nous parlerons
bientôt.

Symptômes. — Apparition d'un corps blanc laiteux au fond de l'œil, en arrière de l'ouverture de l'iris ou pupille. Au début, le mal est circonscrit, le vulgaire dit alors qu'il existe un dragon.

Plus tard, il s'étend à la lentille entière et la vision est anéantie.

Traitement. — Nul pour nos espèces domestiques. On peut cependant essayer, au début, de la pommade d'iodure de potassium, en application sur le globe de l'œil. Elle s'emploie de la manière suivante : en prendre gros comme un pois, l'appliquer à l'angle de la paupière et laisser l'œil se fermer. Continuer pendant une semaine et recommencer le mois suivant.

FLUXION PÉRIODIQUE

Inflammation de l'œil avec troubles des humeurs revenant à intervalles plus ou moins éloignés.

Causes. — L'hérédité et les contrées humides où règne ordinairement la fièvre intermittente de l'homme.

Symptômes. — Occlusion plus ou moins complète des paupières avec larmoiement; si on les écarte, on constate une vive rougeur de la conjonctive et un trouble marqué des humeurs. Après quelques jours de mal, l'œil tend à reprendre sa transparence et laisse voir en arrière de la vitre de l'œil un dépôt de pus jaunâtre et le plus souvent de *teinte feuille morte.*

Si les accès ont été nombreux, l'œil diminue de volume et la paupière présente un pli spécial simulant un triangle isocèle dont la base serait au bord libre de la paupière supérieure. Enfin, survient la cataracte et la perte de la vision d'un œil et quelquefois des deux. On admet généralement que, lorsque l'un de ces organes est perdu, l'autre se conserve. La chose est fréquente, mais loin d'être constante.

Traitement. — Maladie incurable, si l'animal continue à résider dans des lieux marécageux ou humides; se guérissant d'elle-même, si on le transporte dans des contrées sèches où l'air est vif et les fourrages très nutritifs. L'intermittence des accès peut être retardée d'une façon notable par l'emploi, pendant leur cours, de pommade au nitrate d'argent. On en met gros comme un pois dans l'œil et on tient les paupières fermées afin de permettre au médicament de s'étendre sur toute la cornée. Le traitement, commencé dès l'invasion du mal, doit durer de quatre à cinq jours. Il est bon de seconder son efficacité par l'emploi, pendant quelque temps, un mois environ, de granules d'arséniate de strychnine. On en donne deux soir et matin, à la dose d'un milligramme l'une.

La fluxion périodique est une maladie rédhibitoire visée par la loi du 29 juillet 1884, avec un délai de trente jours francs, non compris le jour fixé pour la livraison.

MALADIES DES OREILLES

(Parties externes)

CARIE DE LA CONQUE

Cette affection est caractérisée par l'ulcération du cartilage qui constitue la conque.

Causes. — Les morsures, les pincements ou pression

du tord-nez employé intempestivement chez le cheval.

Symptômes. — Plaie ulcéreuse laissant suinter un pus roussâtre mêlé de sang et répandant une mauvaise odeur.

Traitement. — Pansement deux fois par jour avec eau phéniquée à 70 grammes par litre d'eau ou avec créoline pure.

KYSTES DE LA CONQUE

Tumeur ronde ou ovale, *molle dans toutes ses parties,* qui se montre ordinairement à l'intérieur de l'oreille.

Causes. — Ces sortes de kystes sont ordinairement produits par les morsures que se font les animaux en jouant.

Traitement. — Ouvrir la tumeur avec un instrument tranchant, faire couler le liquide que contient la poche, et injecter au moyen d'une seringue un peu d'eau phéniquée à 70 grammes ou de créoline pure.

CHANCRES AUX OREILLES

Ulcérations recouvertes d'une croûte noirâtre qui se montrent aux oreilles des chiens de chasse.

Causes. — Le passage dans les haies où le heurt des branches de bois.

Symptômes. — Fentes des bords de l'oreille avec croûtes et écoulement d'un liquide roussâtre.

Traitement. — Bien laver le point malade avec du savon noir. Ensuite, application pendant trois jours de suite d'une couche d'onguent mercuriel que l'on aura soin de faire pénétrer dans les moindres interstices des plaies.

Quand l'animal secoue constamment la tête, on lui met pendant une douzaine de jours une sorte de bonnet qui maintient les oreilles en repos.

MALADIES DE L'INTÉRIEUR DE L'OREILLE

CATARRHE AURICULAIRE

Écoulement d'une matière séro-purulente à odeur fétide, ayant lieu par le conduit auditif.

Maladie fréquente chez le chien et rare chez les autres animaux.

Traitement. — Laver l'intérieur de l'oreille au moyen d'eau tiède. Ensuite, faire deux injections, dont une par jour avec eau phéniquée à 30 grammes par litre d'eau, ou créoline étendue de moitié d'eau. Avoir soin de maintenir pendant cinq minutes le liquide dans l'oreille, afin de lui permettre de pénétrer dans les moindres interstices du conduit.

SURDITÉ

Faire couler dans l'oreille pendant deux jours de suite une cuiller à café d'éther, et faire en sorte que le liquide y reste quelques minutes, afin de lui permettre de dissoudre le cérumen qui, concrété, arrête les ondes sonores.

MALADIES DES ORGANES GÉNITAUX

INFLAMMATION DU FOURREAU

Symptômes. — Maladie fréquente chez le bœuf, caractérisée par l'agglutination des poils situés à l'extrémité du fourreau. L'ouverture ulcérée se rétrécit et l'urine coule goutte à goutte. Elle finit quelquefois par s'obstruer, alors des coliques surviennent et l'urine, s'infiltrant au bas-ventre, constitue un œdème. Fièvre plus ou moins intense, avec perte de l'appétit.

Causes. — La malpropreté des étables, le froissement des sangles, alors que l'animal est placé au travail pour la ferrure.

Traitement préventif. — Surveiller la propreté des étables et recommander aux maréchaux de ne jamais laisser les sangles du travail porter sur le fourreau.

Traitement curatif. — Cataplasmes émollients de mauve, de son, etc., maintenus tièdes sur le point malade pendant trois à quatre jours. Ensuite, lavage une fois par jour ou injection de décoction de feuilles de noyer. Si le mal persistait, on userait de l'eau phéniquée à 30 grammes par litre d'eau.

INFLAMMATION DE LA VERGE

Cette affection accompagne ordinairement l'inflammation du fourreau. La verge, ne pouvant sortir de cet étui et se trouvant baignée dans un liquide âcre et putride, s'ulcère, ses dimensions augmentent et des adhérences surgissent en divers points.

Traitement. — Fixer solidement l'animal, débrider le fourreau au moyen d'un instrument tranchant, faire sortir la verge, la nettoyer des impuretés qui y adhèrent, exciser au ciseau les membranes qui la tiennent attachée au fourreau. Ensuite, pansement jusqu'à guérison avec eau phéniquée simple.

Application unique de liniment ammoniacal sur l'œdème du ventre, qui accompagne ordinairement ces sortes d'affections.

MALADIES DES ORGANES GÉNITAUX

ORCHITE

Inflammation accompagnée d'un engorgement plus ou moins volumineux des testicules et des cordons qui les soutiennent.

Symptômes : Type aigu. — Douleur très vive de l'organe malade, démarche pénible. Voussure des reins. Coliques intermittentes.

Causes. — Efforts violents faits par l'animal au moment de la traction, usage immodéré du coït chez les étalons; enfin, pression ou froissement de l'organe.

Traitement. — Application de compresses d'alcool si l'animal est de race distinguée. Pour les races communes, une à deux frictions de liniment irritant inscrit au formulaire.

Régime. — Supprimer le foin et l'avoine. Paille à discrétion. Boissons tièdes et blanchies à la farine, contenant 80 grammes de sulfate de soude pour la journée, continuer jusqu'à ce que la fièvre ait entièrement disparu.

Type chronique. — Testicules plus ou moins volumineux, mais devenus insensibles à la pression. Gêne dans la marche du malade.

Causes. — Les mêmes que précédemment. Le mal devient chronique par suite du manque de soins.

Traitement. — Deux applications, dont une par jour, de pommade de biodure de mercure pour le cheval. En cas de non réussite, après un mois, castration pour toutes les espèces, en ayant bien soin de se laver soigneusement les mains et de tremper les instruments dans l'eau bouillante au moment de s'en servir.

Régime. — Bonne nourriture. Foin et avoine.

MALADIE VÉNÉRIENNE DES SOLIPÈDES

Cette affection, spontanée quelquefois chez les équidés, est le plus ordinairement transmise par contagion.

Symptômes. — Chez la jument, une matière épaisse, gluante, jaunâtre ou blanche, sort de la vulve et se concrète aux lèvres de cette ouverture. La muqueuse du vagin infiltrée présente d'abord des teintes jaunes et même violettes. Surviennent ensuite des pustules de la grosseur d'une lentille, qui font elles-mêmes place à de petits ulcères se cicatrisant dans un point, pour se montrer dans un autre.

Chez le mâle, des lésions identiques se montrent sur le pénis,

Si la maladie n'est pas arrêtée dans son cours, les organes génitaux sont le siège d'une démangeaison intolérable et les animaux empoisonnés par le virus tombent dans un état de marasme qui les conduit à la mort.

Traitement préventif. — Veiller avec soin à l'état sanitaire des étalons ou juments livrés à la reproduction.

Traitement curatif. — Boissons composées de 10 litres par jour d'infusions de feuilles de noyer ou de douce-amère. Deux poignées, environ pour 10 litres d'eau. Pansements ou injections soir et matin avec la solution phéniquée à 70 grammes par litre.

RENVERSEMENT DE LA MATRICE

Symptômes. — Tumeur énorme, constituée, soit par le vagin seul, soit par ce viscère et la matrice apparaissant au dehors de la vulve. La muqueuse qui recouvre cette espèce de sac est rougeâtre et infiltrée. Chez la vache, elle laisse voir une série de petits corps ressemblant à la pâtisserie que l'on nomme massepain et qui portent en médecine le nom de cotylédons. Lorsque le renversement survient aussitôt après l'accouchement, une certaine partie du placenta, reconnaissable à sa peau lisse et violacée, adhère à l'organe hernié.

Causes. — Faiblesse générale du sujet ou part laborieux.

Traitement. — Détacher les parties du placenta adhérentes au sac. Laver le viscère d'abord à l'eau tiède, afin de le dépouiller des ordures qui pourraient le souiller. Ensuite, le laver une seconde fois avec une solution phéniquée faible, soit 10 grammes acide par litre d'eau, ou 20 grammes créoline par litre d'eau, afin de détruire les microorganismes qui pourraient s'y être fixés. Si la tumeur exposée à l'air un certain temps se trouve infiltrée, c'est-à-dire très épaissie, on doit y pratiquer quelques incisions à l'aide du bistouri. Cette opération a pour but de faire écouler une certaine quantité de sang et de liquide épanché. Ceci fait, on force l'animal à se tenir debout, et s'il ne peut garder cette position, on le suspend. Ce point obtenu, on fait passer un linge sous le sac hernié et on le fait maintenir par deux aides au niveau de la vulve. Un peu d'huile d'olive étant versé sur la tumeur, on enfonce ses deux mains, à demi fermées, au point culminant de la tumeur et on la refoule lentement dans l'intérieur de la vulve et du vagin. En un mot, on exécute une manœuvre semblable à celle que l'on pratique sur un bonnet de coton dont on veut se coiffer. La réduction obtenue, il faut enfoncer son bras de toute sa longueur dans le corps de l'animal, afin de bien refouler la matrice et la remettre en place.

L'opération étant achevée, on dispose la litière de telle sorte que le train postérieur soit beaucoup plus élevé que l'antérieur. En outre, comme certains malades font des efforts expulsifs qui pourraient faire sortir à nouveau la matrice, on dispose devant la vulve un bandage ainsi constitué : on prend deux cordelettes, on y pratique deux nœuds non fermés que l'on place en face de la vulve. A partir de ce point, deux brins remontent de chaque côté de la queue et vont s'enrouler autour du cou. Les deux autres, partant de la partie inférieure de la vulve, passent entre les cuisses, vont s'enrouler autour des premiers sur les lombes. De là, ils se dirigent autour du cou où on les fixe.

Les soins subséquents consistent à maintenir le bandage en position, en faisant tendre les cordes. On peut sans inconvénient l'enlever au bout de vingt-quatre heures.

Au reste, quand la réduction de la matrice a été bien faite, les efforts expulsifs sont insignifiants.

L'opération terminée, il est utile de lotionner les organes génito-externes avec de l'eau phéniquée à **10** grammes par litre d'eau ; créoline à **20** grammes par litre d'eau.

AVORTEMENT

L'avortement est constitué par l'expulsion du fœtus en dehors de la matrice, avant que le jeune sujet soit viable.

Il peut être accidentel ou épizootique. Accidentel, il survient à la suite de coups, de chutes ou d'ingestions d'herbes couvertes de gelées blanches. Les écuries dont la pente d'àvant en arrière est trop forte semblent le favoriser.

Traitement. — Tenir les animaux dans des étables chaudes et dépourvues de courant d'air. Veiller à ce que le délivre soit expulsé au dehors. S'il ne l'était pas, l'enlever à la main et donner chaque jour pendant trois jours la décoction suivante :

Eau....................................	9 litres
Vin blanc.............................	1 litre
Graine de lin........................	1 kilog

Faire bouillir une demi-heure, passer à travers un linge grossier et donner en plusieurs fois.

AVORTEMENT ÉPIZOOTIQUE

Cette affection est tellement grave et cause des pertes si importantes à l'élevage, que nous la traiterons un peu longuement.

Causes prédisposantes. — L'affaiblissement dans la constitution des races bovines, créées en vue de nos besoins. Une nourriture avec des résidus et d'autres produits ne constituant pas, comme le foin, un aliment complet. Enfin, des écuries chaudes et mal aérées.

Cause occasionnelle. — La contagion.

Symptômes. — L'avortement épizootique est trop connu des cultivateurs pour que nous en donnions une description détaillée. Qu'il nous suffise de dire qu'une première vache venant à avorter, une deuxième l'imite quelques jours après, puis une troisième et ainsi de suite de l'étable entière. Les plus rapidement atteintes sont précisément celles qui sont près de leur terme, soit au septième, huitième et commencement du neuvième mois. Quel est l'agent contagifère? D'après les observations les plus récentes, il appartiendrait à un ordre d'infiniment petits, connu sous le nom de vibrions. Importé avec les poussières qui sont charriées par l'air, il se fixerait sur la première vache atteinte, pullulerait dans le vagin et arriverait en colonie nombreuse au col de la matrice. Là, il déterminerait, par ses multiples mouvements, un chatouillement continu qui provoquerait les contractions de la matrice, d'où l'avortement. Expulsé avec les produits du délivre et son œuvre malfaisante terminée, il se traînerait vers une autre bête et recommencerait son terrible travail. Une fois introduit dans une écurie, la place lui appartient.

Traitement. — Comment le déloger et l'anéantir? Sa manière de faire nous étant connue, voici comment nous procédons. Si le propriétaire de vaches atteintes possède une autre étable, nous commençons par y installer toutes celles qui nous paraissent indemnes, sauf à mettre dans la vacherie des animaux mâles. Si le malheureux ne possède qu'une étable, nous isolons les malades dans un réduit quelconque et faisons mettre, pour un instant, les

2

autres dans la cour ou dans une prairie. Pendant ce temps, on retire la litière et on l'arrose d'eau de chaux vive. Ceci fait, on arrose le sol entier de l'écurie avec une solution d'eau phéniquée ainsi composée :

Acide phénique impur............ 70 grammes
Eau............................. 1 litre

Soit, pour un arrosoir contenant 10 litres d'eau, 700 grammes d'acide. Comme il est important que le mélange soit bien fait, nous aspirons et refoulons plusieurs fois le liquide dans l'arrosoir au moyen d'une grosse seringue à lavements.

Cette première opération terminée, nous disposons dans l'étable une série de bâtonnets enveloppés de chanvre ou d'étoupes et préalablement enduits de soufre. Nous les faisons tenir debout, soit en les fixant entre les pavés, soit au moyen d'un peu de terre, puis nous les allumons. Les portes étant bien calfeutrées, l'acide sulfurique qui se dégage pénètre dans tous les joints des murs ou planchers et n'épargne aucun microbe. Une heure avant la nuit, nous ouvrons portes et fenêtres et quand la ventilation est faite, nous réinstallons nos bêtes dans leur étable. Mais comme elles-mêmes pourraient encore porter adhérentes à leur peau quelques-uns des terribles vibrions, nous leur faisons laver tout le corps, mais surtout la vulve avec de l'eau phéniquée à 30 grammes d'acide par litre ou de la créoline à 50 grammes par litre d'eau. Enfin, pendant dix jours au moins, nous faisons arroser une fois par jour la litière avec la solution phéniquée à 70 grammes par litre d'eau. L'air de l'étable se trouve fortement imprégné de l'odeur d'acide phénique, mais ce gaz n'est malfaisant ni pour les animaux ni pour l'homme. Quant aux vaches qui viennent d'avorter, nous les faisons laver entièrement, mais surtout sur les parties postérieures avec la solution phéniquée à 30 grammes ou créolinée à 50 grammes. Quant au délivre, il est brûlé à la chaux vive et la place désinfectée, comme il a été dit précédemment. Dans tous les cas, le traitement, pour être efficace, doit être continué pendant une semaine. Pour la médication interne, voir à l'avortement simple.

PARTURITION

La parturition est un acte naturel ayant comme but l'expulsion au dehors du produit de la conception, dont la vie intra-utérine est terminée.

Cette action s'accomplit avec d'autant plus de facilité que les animaux sont soumis à un travail en rapport avec leurs forces. Condamner les femelles au repos au moment de mettre bas est un très mauvais système.

La parturition normale comporte deux présentations. Dans le premier cas, heureusement le plus fréquent, le nez du fœtus s'engage dans le bassin, appuyé sur les deux pieds de devant. C'est un coin qui progresse constamment, jusqu'à ce qu'il soit parvenu au dehors.

Dans le deuxième cas, ce sont les membres postérieurs qui se présentent. On les reconnaît aisément par le toucher des jarrets. S'ils sont seuls engagés dans le vagin, il suffit d'opérer une légère traction pour que la parturition s'effectue. On éprouve cependant quelquefois de la résistance. L'obstacle provient le plus souvent de la queue du fœtus qui, relevée, s'arc-boute contre le bassin de la mère. Il faut alors refouler un peu les membres et avec la main remettre la queue dans sa position normale.

Dans ces deux cas, la parturition peut s'effectuer sans le concours de l'homme. Malheureusement, il n'en est pas toujours ainsi et le fœtus peut prendre dans le bassin des

positions telles, qu'on doit forcément intervenir pour en
opérer la délivrance. Nous n'avons pas dans ce Manuel
la prétention d'indiquer toutes les difficultés qui peuvent
surgir, mais seulement de signaler les cas principaux et
le moyen d'en avoir raison.

1ᵉʳ cas. — Les deux membres antérieurs se présentent,
mais la tête est renversée en arrière.

Prescription. — Fixer une cordelette au paturon de
chacun des membres par un nœud coulant. Les repousser
ensuite dans le bassin. Saisir alors la mâchoire inférieure
du fœtus avec la main et tirer à soi. Si la force manque,
glisser un lien à nœud coulant pour la saisir et faire tirer
dessus par un aide. La tête étant remise en place par ce
moyen, on fait tirer les trois cordes à la fois. La parturition, devenue normale à la suite de ces manœuvres,
s'accomplit aisément.

2ᵉ cas. — Le fœtus présente les fesses et les membres
postérieurs sont fortement engagés sous le ventre.

Prescription. — Prendre une petite corde, y faire un
nœud coulant, que l'on maintient ouvert au bout de ses
doigts. Suivre le membre jusqu'à ce qu'on puisse saisir
l'un des pieds postérieurs et glisser le nœud coulant jusqu'au boulet. Recommencer la même opération pour le
second membre. Ce point acquis, repousser vigoureuse-
ment avec la main le derrière du fœtus pendant que les
aides, par une traction douce, mais continue sur les cordelettes, amènent les pieds hors du bassin. Leur arrivée
dans le vagin précède de quelques secondes la délivrance,
car nous sommes rentrés dans le deuxième cas de parturition naturelle.

3ᵉ cas. — Un membre antérieur et un postérieur sont
engagés dans le vagin.

Prescription. — Introduire la main dans la vulve

jusqu'à la rencontre de l'obstacle et reconnaître les membres. Le postérieur laisse sentir le jarret et l'antérieur le genou. Fixer alors une cordelette au boulet du membre postérieur, puis refouler le fœtus en entier dans le bassin. Ce point obtenu, placer une corde avec nœud coulant ouvert au bout de ses doigts, suivre la première cordelette, de manière à atteindre l'autre membre postérieur. Glisser le nœud coulant au paturon, faire tirer alors sur les deux liens par des aides, tout en conservant la main dans la matrice, de manière à faciliter le glissement du jeune animal.

4ᵉ cas. — La tête se présente seule; les membres antérieurs sont rejetés en arrière. Cette position permet l'accouchement, mais en général il est très laborieux.

Prescription. — Passer une corde avec nœud coulant à la mâchoire inférieure, refouler la tête, saisir avec des liens les membres antérieurs. Ceci fait, tirer doucement sur les trois cordes. Les parties se remettent en position normale et l'accouchement devient facile.

5ᵉ cas. — Le dos se trouve à l'orifice du bassin.

Prescription. — Le repousser à la main, jusqu'à ce qu'on puisse saisir l'un des membres. Si ce sont les postérieurs, deux cordelettes bien placées au paturon permettent la délivrance. Dans le cas où on rencontre les membres antérieurs, il faut les fixer au moyen de deux cordes, chercher la mâchoire inférieure, l'attacher et opérer une traction lente et graduée sur les cordes de manière à ne déchirer aucun organe. Les choses étant ainsi conduites, la parturition s'effectue sans faire courir grand risque à la bête.

Soins à la mère. — L'écurie convenablement aérée doit être maintenue à une température douce. Les courants d'air doivent être évités avec le plus grand soin.

La litière, abondante, réclame une grande propreté. La mise bas terminée, la mère éprouve une soif plus ou moins vive, on doit la satisfaire en lui présentant des boissons tièdes blanchies à la farine.

Soins au nourrisson. — Le soulever et le présenter à sa nourrice pour lui permettre de le lécher. Si elle lui refuse ces soins de propreté, on peut le saupoudrer de sel, de manière à l'inciter par cet appât à le lécher. S'il est fort et bien constitué, il se rend de lui-même au pis, saisit le trayon et en exprime le premier lait. Faible, il a besoin des secours de l'homme. Il faut alors le soulever, lui mettre le trayon dans la bouche et lui faire savourer le liquide qui doit réveiller ses forces.

Allaitement difficile. — Certaines femelles primipares repoussent le nouveau-né. Il est bon de les laisser seules avec leur nourrisson et de surveiller leur conduite. En général, l'amour maternel l'emporte sur le chatouillement du pis et elles finissent par se laisser téter. Il en est cependant qui sont assez mauvaises mères pour chercher à blesser leur produit. Les moyens de contrainte ordinaire, serre-nez, entraves, etc., doivent être employés pour les forcer à remplir leur devoir.

Allaitement artificiel. — Dans une foule de localités, le veau ne tète pas sa mère. On l'emporte aussitôt qu'il est fait, sans même le laisser lécher, dans une écurie spéciale. Là, on lui donne du lait dans un petit baquet. Guidé par l'amour de vivre, il le boit et apprend de suite à se passer de sa mère. Au bout d'un certain temps, on lui retranche une partie de son lait naturel et on le remplace par des farines préparées *ad hoc* et qui portent le nom de lactina, créméïne, etc. D'autres fois on lui fait prendre le lait de deux à trois vaches, de manière à le pousser rapidement à une croissance et à un engraissement spécial très recherché par les amateurs des grandes villes.

Dans tous les cas possibles, le premier lait de la mère doit être administré au nouveau-né. Il contient, en effet, un principe purgatif qui lui permet de débarrasser l'intestin du nourrisson des matières qui s'y sont accumulées pendant la vie fœtale. L'oubli de cette pratique peut déterminer une inflammation de l'intestin souvent mortelle.

MALADIES DES ORGANES DE LA LACTATION

MAMMITE

L'inflammation des mamelles porte en médecine le nom de *mammite*. Le mal peut affecter soit l'organe entier, soit un ou plusieurs trayons.

Symptômes : 1° type aigu. — La mamelle dure, chaude, est très douloureuse au toucher. Le lait exprimé des trayons est roussâtre, puis clair avec des grumeaux caillés. Les veines mammaires gonflées outre mesure produisent une fièvre des plus intenses. La démarche est difficile par le fait des membres postérieurs qui n'osent s'avancer, de peur de heurter le pis et de déterminer ainsi des douleurs intolérables. *2° Type chronique.* — La partie affectée est dure, indolente et ne sécrète plus de lait.

Causes. — La traite, mal exécutée par suite de paresse

ou encore ajournée lors des ventes dans le but de tromper l'acheteur sur les qualités lactifères de la bête. Les coups, les refroidissements subits, les morsures de vipères, l'irritation déterminée par les fumiers, peuvent également provoquer cette affection.

Traitement préventif. — Maintenir les animaux sur une litière très propre et veiller à ce qu'il ne reste jamais de lait dans le pis.

Traitement curatif : type aigu. — Saignée de 2 à 3 litres aux veines mammaires qui rampent sous le ventre. Administration d'un purgatif salin, soit 500 grammes de sulfate de soude dans un litre d'eau. Cataplasmes de miel, maintenus constamment sur la mamelle. Si, au septième jour, le mal n'avait pas disparu, on devrait user de frictions d'huile de laurier, faites chaque jour pendant une semaine. Il est important d'empêcher le trou du trayon de se boucher. Pour éviter cet accident, on y introduit une plume d'oie ouverte à ses deux extrémités.

Traitement : type chronique. — La secrétion lactée étant tarie à tout jamais, on ne s'occupe de cet état que lorsque le volume exagéré des mamelles nuit à la marche. On parvient à atténuer le mal en usant de la pommade d'iodure de potassium iodurée. Les frictions doivent être prolongées pendant quinze jours et recommencées deux mois après ce premier traitement.

GERÇURES DES TRAYONS

Plaies avec croûtes qui se montrent en travers des trayons.

Causes. — Les courants d'air froid et surtout l'action irritante des fumiers.

Traitement. — Laver le trayon avec eau de son, tiède.

Lorsque la peau est sèche, l'oindre de glycérine. Renouveler l'opération deux à trois jours de suite. Si le mal persistait, on panserait avec l'eau phéniquée ou la créoline à **30** grammes par litre.

COWPOX

Maladie contagieuse, se développant spontanément sur les vaches laitières.

Cette affection, constamment bénigne, n'est importante à connaître que parce qu'elle est la source du vaccin préservateur de la petite vérole.

Symptômes. — Fièvre. Diminution de la sécrétion lactée et apparition, sur le pis ou les trayons, de boutons larges comme une pièce de un franc, saillants, coniques et rouges à leur base. La suppuration s'y établit bientôt; le sommet du bouton se recouvre alors d'une pellicule blanc jaunâtre, qui laisse voir sous son épiderme un liquide visqueux et trouble qui n'est autre chose que le cowpox.

La dernière période de l'affection étant arrivée, les boutons s'affaissent et ne constituent plus qu'une croûte rouge brunâtre.

Traitement. — Cataplasmes émollients sur la partie malade. Tisanes de douce amère, cinq à six litres par jour.

HÉMORRAGIES — ÉCOULEMENT ABONDANT DE SANG

Les hémorragies peuvent être le fait de la section des artères ou des veines. Elles se distinguent par les caractères suivants : le sang qui sort des veines s'écoule doucement et possède une teinte foncée. Celui qui sort des artères est plus rosé et s'échappe par jets intermittents, coïncidant avec les mouvements de contraction du cœur.

L'hémorragie veineuse s'arrête facilement; il suffit d'oblitérer son ouverture, soit à l'aide d'une épingle, soit au moyen d'un léger tamponnement, pour qu'un caillot se forme et empêche l'extravasation du sang.

L'hémorragie artérielle est beaucoup plus grave; elle déterminerait fatalement la mort, si on ne l'arrêtait pas à temps. Lorsqu'elle survient aux champs, on doit, si elle se présente sur un membre, le serrer fortement avec une ficelle. Si elle se trouve sur un autre point, tamponner la partie et maintenir le tampon avec la main, jusqu'à ce qu'on ait pu se procurer du secours. Le seul médicament infaillible, dans ces sortes de cas, est une liqueur au perchlorure de fer, nommée encore liqueur de Pravaz, du nom de son inventeur. On en met un peu dans une petite seringue et on injecte le liquide au point où le sang sort en jet. La coagulation est instantanée et l'hémorragie se trouve arrêtée par le fait. Si, par suite d'un mouvement de l'animal, ce bouchon se trouvait chassé et que le sang se remît à couler, on devrait recommencer l'opération. Les pansements subséquents se font avec l'eau phéniquée. Maintenant que l'on emploie dans la plupart des fermes des faucheuses, moissonneuses et autres instruments tranchants, nous engageons beaucoup les cultivateurs à toujours posséder un flacon de cette liqueur. Ils devront, pour l'empêcher de s'altérer au contact de la lumière, l'entourer d'un papier à teinte foncée et la tenir dans un lieu obscur.

La ligature de l'artère est certes un moyen infaillible d'arrêter une hémorragie; mais, pour la pratiquer avec succès, il faut posséder les instruments nécessaires et avoir des connaissances en chirurgie qui manquent aux cultivateurs.

Avec la liqueur au perchlorure de fer, pas n'est besoin de tout cela.

ABCÈS OU PHLEGMON

L'abcès est constitué par l'inflammation de ce tissu blanc et mou qui, très abondant sous la peau, se répand autour de tous les organes pour les isoler. En médecine, on le nomme tissu cellulaire. Les abcès sont divisés en aigus et chroniques, et chacun d'eux peut être superficiel ou profond.

Le phlegmon aigu et superficiel est constitué par une tumeur à volume variable, chaude, et douloureuse au toucher. Uniformément dure dans toutes ses parties, elle finit par se ramollir à son centre, ce qui indique la formation du pus, sa terminaison ordinaire.

L'abcès ou phlegmon profond est placé sous cette pellicule dure et brillante qui entoure certains muscles et que l'on nomme aponévrose. Cette lésion détermine de grandes douleurs. Elle est au reste difficile à reconnaître au début, car elle ne fait pas ou que très peu saillie sous la peau.

Causes. — Les coups ou froissements violents.

Traitement. — 1° Application d'onguent vésicatoire afin de précipiter la formation du pus; 2° Ce point obtenu, ouverture au moyen d'un instrument tranchant et injections, deux à trois jours de suite, d'eau phéniquée à 70 grammes d'acide phénique ou de créoline par litre d'eau; 3° L'ouverture au fer rouge constitue également un excellent mode de traitement.

Cette affection atteint surtout les animaux doués d'un tempérament lymphatique. Il diffère du phlegmon aigu par l'absence de douleur au point malade. Les autres caractères sont les mêmes.

Traitement. — Onction chaque jour, pendant douze à quinze jours, avec la pommade d'iodure de potassium iodurée. Le pus formé, on doit ouvrir la tumeur au fer rouge qu'on laisse séjourner environ une demi-minute dans la poche de l'abcès.

Diagnostic différentiel. — Les abcès pourraient être confondus avec les hernies, les kystes, les anévrismes ou les tumeurs synoviales. Ils s'en distinguent par le fait de l'existence d'un cercle dur situé à leur pourtour, tandis que les lésions précitées sont molles dans tous leurs points.

ABCÈS DU GARROT

Le garrot, par suite de sa position et de sa contexture, est fréquemment le siège d'abcès d'une haute gravité.

Traitement. — Si une tumeur chaude et douloureuse vient de surgir, il faut immédiatement user des astringents. La craie délayée dans du vinaigre et appliquée sur le mal, comme on le ferait d'une couche de plâtre, donne d'assez bons résultats. Il est utile de renouveler cette application deux à trois fois dans la journée. Le mal étant déjà ancien, on doit recouvrir la tumeur d'une couche d'onguent vésicatoire. Si elle persiste et que le pus se montre, on agrandit l'ouverture au fer rouge et chaque

jour on fait deux injections d'eau phéniquée à **70** grammes
d'acide phénique impur par litre d'eau ou de créoline
pure. Dès que le pus devient d'une belle couleur de crème,
on diminue les proportions d'acide phénique, de manière
à n'avoir plus qu'une liqueur titrant **30** grammes d'acide
par litre.

ABCÈS DE LA NUQUE, MAL DE TAUPE

Même traitement que pour le mal de garrot.

ABCÈS DE L'ENCOLURE

Tumeur à volume variable, plus ou moins douloureuse,
se montrant au point où le collier porte sur l'encolure.
Assez ordinairement un cor se montre en cet endroit. Il
est de teinte noirâtre comme toute chair morte.

Traitement. — Faire réparer immédiatement le
collier.

Application soir et matin de pommade camphrée. Après
quelques jours de traitement, la suppuration se montre et
tend à détacher le cor. On peut en hâter le décollement
en le tirant avec une pince. On continue les pansements
de pommade camphrée jusqu'à ce qu'il n'existe plus de
points noirs au fond de la plaie. Arrivé à ce moment,
on fait deux pansements par jour avec eau phéniquée à
70 grammes par litre d'eau ou de créoline à **100** grammes
par litre d'eau.

ABCÈS OU TUMEURS DU POITRAIL

Les tumeurs du poitrail sont fréquentes chez les chevaux de trait. Leur volume varie depuis la grosseur du

pouce jusqu'à celui de la tête d'un enfant. Douloureuses au début, elles ne tardent pas à devenir indolentes.

Elles existent sans déterminer de fièvre, si ce symptôme apparaissait, il faudrait s'en défier, car des tumeurs charbonneuses se développent quelquefois en ce point.

Causes. — Les tumeurs du poitrail sont ordinairement produites par le froissement du collier.

Traitement. — Au début du mal, faire trois frictions d'essence de térébenthine, dont une par jour. Le mal persistant ou étant ancien, on doit user d'un fondant très énergique. L'onguent fondant de Girard, signalé au formulaire, convient très bien. En raison de son énergie, on ne doit en faire qu'une seule application. Dans le cas où la tumeur résisterait à cette médication, il faudrait la traverser à l'aide d'une pointe de fer rougie à blanc et dirigée de bas en haut afin de faciliter l'écoulement de la suppuration.

PANARIS — BOURBILLONS

On nomme ainsi des boutons plus ou moins volumineux qui apparaissent sur diverses parties du corps, mais principalement aux membres. Ils sont douloureux au toucher, laissent ensuite suinter du pus, puis, de leur milieu, se détache une parcelle de peau mortifiée à laquelle adhère un morceau plus ou moins long de tissu cellulaire.

Traitement. — Cataplasme de son, bouilli et tiède, maintenu sur la tumeur jusqu'à ce que le germe se détache. Ensuite, pansement avec l'eau phéniquée à 30 grammes d'acide phénique ou de créoline par litre d'eau. Lorsque la partie du corps empêche le maintien du cataplasme on y supplée par des applications de miel.

KYSTES

Tumeurs contenant un liquide aqueux de couleur jaune clair. Les kystes ont leur siège ordinaire à la hanche, à l'épaule, à la pointe du coude et du jarret. Nous ne parlerons que de ces derniers cas; seuls, ils présentent une certaine gravité et leur traitement pourra servir à toutes les autres variétés.

Kyste du coude. — Tumeur plus ou moins volumineuse située à la pointe du coude. Douloureuse au toucher, elle se montre plus dure que les kystes ordinaires. On la nomme éponge parce qu'elle est provoquée par cette partie du fer qui vient porter sur le coude lors du decubitus de certains chevaux.

Traitement. — Appliquer un fort bourrelet en paille ou en cuir au paturon du membre malade, de manière à empêcher le contact du fer avec le coude pendant le coucher. Si le mal est récent, faire trois frictions, dont une par jour, avec essence de térébenthine. Dans le cas où la tumeur est ancienne, il faut user d'onctions répétées de pommade d'iodure de potassium iodurée. Si enfin cette médication ne réussissait pas, on devrait faire une application d'onguent fondant de Girard, avec addition de biodure de mercure, 1 gramme par 100 grammes.

Kyste du jarret. — Capelet. — Tumeur qui survient très rapidement à la pointe du jarret. Douloureuse au début, elle devient indolente si on la néglige.

Causes. — Appui du jarret soit contre les murs des écuries peu profondes, soit contre les parois des boxes ou même des bat-flancs.

Traitement. — Semblable au précédent, moins la couronne au paturon.

PAROTITE — AVIVES

Voir à l'article gourme.

ANASARQUE

Engorgement général et simultané des membres, s'étendant ensuite sous le ventre, finissant enfin par atteindre le cou et la poitrine. Différent du mal de tête de contagion avec lequel on pourrait le confondre par le manque de pétéchies, petites plaques violacées ou noires, sur la muqueuse des narines.

Symptômes. — Peau des parties malades distendues outre mesure et laissant persister l'empreinte du doigt au point où s'opère la pression. Pâleur extrême de toutes les muqueuses apparentes. Cette affection, qui indique un appauvrissement du sang poussé à ses dernières limites, est très grave. Lorsqu'elle atteint la gorge ou les mâchoires, elle peut déterminer la mort par asphyxie.

Traitement. — Nombreuses piqûres à la peau, à l'aide du bistouri, dans le but de faire couler la matière liquide et sanguinolente amassée dans le tissu cellulaire. Frictions soir et matin avec eau ammoniacale ainsi préparée.

Eau..	1 litre.
Ammoniaque........................	150 grammes.

Durée de chaque friction 15 minutes. Tisanes de pariétaire, 5 litres, avec addition de nitrate de potasse, 10 grammes. Boisson d'eau ferrée. Exercice modéré, couvertures chaudes sur le corps.

Régime. — Très bonne nourriture, avoine cuite, saupoudrée chaque jour de quatre cuillers à bouche de poudre de gentiane.

FARCIN

Maladie ulcéreuse ayant de grandes analogies avec la morve.

Symptômes. — Des boutons durs, douloureux, variant comme volume de la grosseur d'une noix jusqu'à celui d'un œuf de poule, sont disséminés sur tout le corps et principalement sous le ventre; assez ordinairement, ils sont disposés en chapelets, le long des veines superficielles des membres. Huit à dix jours après leur apparition, ils s'abcèdent pour constituer des ulcères d'où coule un pus oléagineux mêlé de sang. Fièvre peu intense, appétit conservé au début.

Causes. — Séjour dans les lieux humides et contagion par contact.

Traitement. — A l'intérieur, donner 10 litres de décoction d'écorces de saule, y ajouter de 4 à 6 grammes d'acide arsénieux. Continuer pendant un mois environ. Extérieurement, application d'onguent fondant de Girard sur les boutons débutants. L'ulcération existant, cautérisation au fer rougi à blanc. Enfin, pansement des plaies à l'eau phéniquée, à 70 grammes d'acide par litre d'eau ou 100 grammes créoline par litre d'eau.

Régime. — Très bonne nourriture, écurie bien aérée.

ŒDÈME

Engorgement ordinairement limité aux membres et aux parties inférieures du ventre. Son caractère essentiel est la persistance de l'empreinte du doigt quand on l'appuie un peu fortement sur la tumeur.

Causes. — Survient fréquemment chez la jument,

quelques jours avant la parturition ; se montre aussi sans cause déterminée.

Traitement. — Exercice léger, frictions de vinaigre chaud ; durée de chaque friction un quart d'heure. Continuer plusieurs jours de suite. A l'intérieur, administrer chaque jour 10 litres d'infusion de pariétaire additionnée de 10 grammes de nitrate de potasse.

LYMPHANGITE

Œdème limité à un ou deux membres.

Cette affection s'observe surtout chez les chevaux de gros trait. Elle se montre ordinairement à l'un des membres postérieurs qui devient énorme de la couronne à la partie supérieure. Son invasion est rapide : tel animal s'est couché bien portant et présente un membre énorme à son réveil. Le doigt appuyé sur cette tumeur y laisse son empreinte comme dans le cas d'œdème.

Causes. — Mal déterminées.

Traitement. — Saignée de 3 litres, si le cheval est en très bon état. Dans tous les cas, friction de liniment irritant indiqué au formulaire, faire trois frictions, dont une par jour : sel de nitre, une cuiller à bouche dans les barbotages.

Régime. — Moitié de la ration ordinaire.

MALADIES DES ORGANES ABDOMINAUX

HERNIE VENTRALE

Perforation de la tunique charnue du ventre et sortie par cette ouverture d'une portion plus ou moins considérable de l'intestin.

Symptômes. — Tumeur molle à son pourtour comme à son milieu. Sensation au toucher d'une ouverture par où est sorti l'intestin. La hernie ventrale est plus dangereuse chez le cheval à gauche qu'à droite, et plus grave à droite qu'à gauche chez le bœuf. Et cela, en raison du volume énorme du cæcum situé à droite chez le premier, et du rumen, placé à gauche chez le second. Si le mal est simple, pas de fièvre ni de douleur; au contraire, coliques violentes dans le cas d'étranglement.

Causes. — Coup de cornes, déchirures faites par les pieux sur lesquels les animaux retombent en franchissant les haies.

Traitement : **1er cas.** — Si le mal était récent, la peau et l'intestin non blessés, faire rentrer l'intestin hernié par l'ouverture d'où il est sorti et appliquer un bandage composé d'une planchette matelassée, maintenue solidement en place par un ou deux surfaix.

2e cas. — La peau étant déchirée et l'intestin apparaissant au dehors, mais non blessé, réduire la hernie, faire une suture à la peau, la recouvrir d'une bonne couche d'onguent vésicatoire et mettre un bandage.

3e cas. — Coliques violentes, la hernie ne peut être réduite, faire abattre l'animal, le maintenir solidement attaché, puis inciser la peau en face la hernie et élargir l'ouverture qui étrangle l'intestin, à l'aide d'un instrument à pointe mousse, bistouri boutonné. Laver l'intestin et la plaie avec l'acide phénique très faible, 10 grammes par litre d'eau, faire la suture comme précédemment et recouvrir d'une couche de vésicatoiré avec bandage.

Régime. — Diète : farineux pendant plusieurs jours.

HERNIES DIVERSES

Les hernies ombilicales, crurales et inguinales, nécessitent des opérations assez compliquées, qui ne peuvent être faites avec succès que par un vétérinaire; nous n'en parlerons pas dans ce Manuel, exclusivement destiné aux cultivateurs.

MALADIES DE LA MUQUEUSE DE LA BOUCHE

STOMATITE

On nomme ainsi l'inflammation de la muqueuse de la bouche. Elle peut s'étendre à l'organe entier, comme être limitée au palais, aux gencives, aux barbillons, aux joues, et même à la langue.

Symptômes. — Tuméfaction des parties que nous venons de désigner avec écoulement de salive plus ou moins abondant.

Causes. — La sortie des dents dans le jeune âge,

l'usage de fourrage en pleine fermentation, les coups, les piqûres d'épines, l'entrée d'épillets de graminées dans les barbillons ou ailleurs; enfin la morsure des reptiles pendant la saison du paturage.

Traitement. — Saignée au palais ou aux gencives, gargarismes fréquents avec la tisane suivante :

    Eau.............................. 5 litres.
    Feuilles de ronce.................. une poignée.
    Miel.............................. 500 grammes.
    Vinaigre.......................... 100 grammes.

Faire bouillir le tout pendant un quart d'heure et passer à travers un linge. Dans le cas de morsures de reptiles, ce que l'on reconnait à la tuméfaction qui est énorme, on fait des lotions fréquentes avec :

    Eau.............................. 1 litre.
    Ammoniaque........................ 300 grammes.

MUGUET

Maladie contagieuse fréquente chez les veaux et les agneaux.

Symptômes. — L'animal refuse de téter; si on lui ouvre la bouche, on reconnaît sur la muqueuse de petits points blancs isolés ou en plaques. Ces ulcères, qui s'élargissent peu à peu, portent le nom de muguet. Les jeunes qui en sont atteints ne cessent de remuer la langue, espérant par ce mouvement se débarrasser du mal.

Causes. — L'introduction dans l'économie des spores d'un champignon nommé oïdium albicans.

Traitement. — Lotions, une fois par jour, avec la solution suivante :

    Eau.............................. 1 litre.
    Acide phénique impur............... 50 grammes,
    ou créoline étendue de moitié d'eau.

Si la diarrhée venait à compliquer le mal, on donnerait

chaque jour deux litres d'infusion de renouée ou de sauge officinale.

FIÈVRE APHTEUSE

Maladie contagieuse caractérisée par la présence d'aphtes dans la bouche, sur le pis et autour des onglons.

Symptômes. — L'animal est triste et refuse de manger. De sa bouche s'écoule une salive abondante. Si on lui écarte les lèvres, on voit sur la langue des ampoules dont le volume varie entre celui d'une pièce d'un franc et celui d'une pièce de cinq francs. Si la maladie date de quelques jours, des pellicules de muqueuses se détachent et laissent les chairs à nu. Au début, le malade piétine et on aperçoit dans l'espace interdigité un suintement particulier, bientôt suivi d'un décollement de la corne de l'onglon. La fièvre est intense et l'animal, bien que tourmenté par la faim, ne peut prendre sa nourriture.

Causes. — La contagion qui s'exerce entre les animaux vivant et mangeant ensemble ou se désaltérant au même abreuvoir.

Traitement préservatif. — Lorsque la fièvre aphteuse règne dans une localité, il faut tout d'abord isoler les animaux autant que possible. Mais en même temps employer les moyens suivants : dégagements d'acide phénique impur mis dans des vases plats dans diverses parties de l'écurie. En outre, administration, chaque jour, par bœuf, de cinq grammes de salicilate de soude en solution dans les boissons.

Traitement curatif. — Mettre les malades à part. Cautérisation soir et matin, pendant au moins trois jours, des aphtes ou ulcères avec l'eau phéniquée à 70 grammes par litre d'eau. Application de goudron tous les deux jours autour des onglons et dans l'espace interdigité. Veiller avec soin à ce que ce médicament pénètre bien dans les points décollés.

Quand cette affection envahit une étable un peu nombreuse, ce que l'on peut faire de mieux pour s'en débarrasser rapidement, c'est d'inoculer tous les animaux sains avec la bave des malades. Il suffit pour cela de leur frotter les lèvres ou le mufle avec ce liquide visqueux qui porte en lui l'agent contagifère.

La fièvre aphteuse est visée par les lois de police sanitaire. Voir à la fin de ce Manuel.

MALADIES APPARENTES

SUR LA MUQUEUSE DES NARINES

CORYZA — RHUME DE CERVEAU

Inflammation de la muqueuse qui tapisse l'intérieur du nez et que l'on nomme pituitaire.

Symptômes : type aigu. — Rougeur de la muqueuse et écoulement par les deux narines d'un liquide blanc jaunâtre plus ou moins abondant selon les cas. Léger engorgement des glandes situées dans la ganache.

Type chronique. — La pituitaire possède une teinte plomblée. Le jetage est grisâtre et s'effectue quelquefois par une seule narine. L'œil est chassieux, les glandes de l'auge sont engorgées, mais n'adhèrent pas à l'os. L'appétit est faible et l'animal maigrit.

Causes. — Les refroidissements à la suite de l'exercice ou l'introduction de corps irritants, gaz ou épillets, dans le conduit nasal.

Traitement : type aigu. — Frictions d'huile d'olives tiède sur le chanfrein et sur les glandes. Application de tissus de laine ou d'une peau d'agneau autour du cou. Fumigations de vapeurs émollientes soir et matin. Durée de chacune : cinq à dix minutes. Les mauves, le son bouilli conviennent très bien pour cet usage,

Type chronique. — Application d'huile de lauriers sur les glandes et le chanfrein, séton au poitrail. Fumigations d'encens pulvérisé projeté sur des charbons ardents contenus dans un réchaud. Cette fumée doit arriver au nez par l'intermédiaire d'un sac attaché à la tête, mais qui se trouve décousu à son fond et muni d'un cerceau de manière à former un entonnoir. Quand on procède à cette opération, il est nécessaire de laisser pénétrer l'air et la fumée en même temps. Le traitement doit durer jusqu'à guérison et chaque séance doit être de cinq à dix minutes soir et matin.

Régime. — Bonne nourriture.

GOURME

Maladie générale, particulière au jeune âge.

Symptômes. — La gourme est caractérisée par un jetage mucoso-purulent, qui s'écoule des narines et par le développement d'abcès dans l'auge, ou sous les parotides. L'animal atteint par cette affection éprouve une fièvre intense. Son pouls est fort, sa conjonctive est injectée, son œil larmoyant. L'appétit est ralenti, souvent même supprimé. La démarche pénible dénote une grande faiblesse. Des complications peuvent survenir ainsi ; des abcès peuvent se montrer sur diverses parties du corps. Les organes respiratoires, larynx, poumon, peuvent être atteints et donner à la maladie un caractère de gravité extrême.

Causes. — La période de transition de la jeunesse à l'âge adulte comme aussi la contagion.

Traitement préventif. — Isoler les animaux atteints, afin d'éviter la contagion.

Traitement curatif. — Fumigations de vapeurs émollientes soir et matin. Durée de chacune : cinq à dix minutes. Onguent vésicatoire sur les tumeurs qui font saillie. Donner à l'intérieur :

        Miel............................ 500 grammes.
        Mêlé avec poudre de réglisse..... 50   —

Cela tous les jours.

Boissons. — Eau de son tiède. On fait bouillir le son une demi-heure dans l'eau. On passe à travers un linge grossier et on donne ce liquide au malade.

Régime. — Paille avec un peu d'avoine cuite : 4 à 5 litres par jour suffisent largement pendant la période active du mal.

MORVE CHRONIQUE

Maladie générale, contagieuse, se développant spontanément chez les solipèdes.

Symptômes. — Apparition d'un jetage grisâtre par une seule narine. Élevures ou érosions sur la pituitaire (muqueuse qui tapisse l'intérieur du nez), glandes dures sans douleur existant dans l'auge et adhérant à l'os. Fièvre nulle, appétit conservé, apparence de santé non troublée.

Causes. — La contagion agissant soit par contact direct, soit par la cohabitation des animaux dans une même écurie. Les travaux excessifs joints à une mauvaise nourriture sont considérés comme pouvant faire développer spontanément cette affection.

Un vétérinaire russe ayant découvert le microbe qui produit la morve, l'a cultivé dans le but de l'atténuer et de préserver les chevaux de cette terrible maladie, en l'inoculant. Il est mort victime de son imprudence. Néanmoins, sa découverte n'a pas été perdue, car elle sert à faire reconnaître le mal, alors qu'il n'est pas apparent. Ainsi, un cas se présente-t-il dans une écurie, on inocule à tous les chevaux le virus atténué nommé maleïne. Ceux qui sont indemnes ne présentent aucun symptôme. Les autres, au contraire, sont atteints de sueurs accompagnées d'une fièvre intense. D'où la nécessité de les isoler et de les faire abattre. Espérons que le nouveau virus, après avoir subi quelques transformations chez un animal autre que le cheval, deviendra bientôt un vaccin préservatif.

Contagion. — La morve se transmet non seulement aux animaux solipèdes entre eux, mais même à l'homme pour qui elle est mortelle. Il est donc urgent, quand on s'approche d'un cheval morveux, d'éviter de toucher au jetage et de se laver soigneusement les mains quand on vient de le panser. La désinfection des écuries et des harnais est de toute nécessité. Cette maladie, considérée comme rédhibitoire avec un délai de neuf jours, est en outre visée par la loi sur la police.sanitaire.

MORVE AIGUE

Maladie générale éminemment contagieuse.

Symptômes. — Jetage par une ou deux narines de pus contenant de nombreuses stries sanguines. Tumeurs plus ou moins volumineuses et cachant des abcès sur diverses parties du corps. Chancres nombreux déchiquetant la pituitaire. Engorgement des membres. Fièvre intense, abattement profond du sujet.

Causes. — La contagion ou la morve chronique passant à l'état aigu.

Traitement. — Nul. Abattage immédiat du sujet. Désinfection avec le plus grand soin des mangeoires, des râteliers, voire même de l'écurie entière. On peut user comme désinfectant de la chaux vive ou du sulfure de carbone. Les harnais et tout ce qui a servi à l'animal doivent, par mesure de prudence, être brûlés.

La morve aiguë est considérée comme rédhibitoire et rentre dans les prescriptions de la loi sur la police sanitaire.

MAL DE TÊTE DE CONTAGION

Engorgement des membres, d'une partie du corps et de la tête.

Symptômes. — Cette maladie débute brusquement. On voit tout à coup un engorgement circulaire envahir les membres et se maintenir à la même hauteur pour chacun d'eux. Petit à petit le mal gagne le ventre. La tête devient énorme, comme boursouflée et cela au point d'empêcher la respiration par suite de l'occlusion des narines. Sur leur muqueuse on voit de nombreuses taches de sang extravasé (pétechies). La conjonctive jaunâtre présente également ce phénomène. Fièvre plus ou moins intense selon la gravité du mal. Appétit conservé au début, mais difficulté extrême de prendre les aliments par suite de l'engorgement des lèvres.

Causes — Peu connues. On prétend généralement que ce mal survient à la suite d'un refroidissement subit.

Traitement. — Frictions de vinaigre chaud sur tout le corps au moyen d'une brosse en chiendent ou d'un fort bouchon de paille. Durée de chaque friction quinze minutes matin et soir. Aussitôt après, couvertures chaudes dans le but de provoquer la transpiration. Infusions de feuilles de noyer, 10 litres par jour contenant de 80 à 100 grammes de sulfate de soude.

Régime. — Aussi substantiel que possible.

MALADIES AFFECTANT LES OS

Les fractures ne sont pas rares chez nos animaux. Elles pourraient être réduites et consolidées comme chez l'homme, mais leur indocilité vient le plus souvent y mettre obstacle. Notre étude ne portera donc que sur les principales et les plus facilement curables.

OS DE LA TÊTE

1er cas. — Le cornillon, chez le bœuf, est fracturé à sa base, mais recouvert par la corne et maintenu au front par la peau.

Traitement. — Si l'animal est adulte, application d'une bandelette enduite de levain ordinaire tout autour de la fracture, puis bandage inamovible fait au moyen d'une tétière de joug maintenue comme s'il était attelé. Lorsque le malade est très jeune, on remplace le joug par un morceau de bois passé en arrière des cornes et on le lie comme précédemment. La consolidation s'opère en général sans aucune déformation.

2ᵉ cas. — Le cornillon est fêlé, mais dépourvu de son étui.

Traitement. — Remettre immédiatement l'étui et opérer le pansement comme il a été dit précédemment.

3ᵉ cas. — La corne est détachée et le cornillon brisé.

Traitement. — Laver la plaie, mettre un peu d'étoupes imbibées d'eau phéniquée et recouvrir avec une toile allant d'une corne à l'autre. Chaque jour, on doit imbiber les étoupes d'eau phéniquée sans pour cela mettre la plaie à nu.

FRACTURE DES OS DES MEMBRES

Les fractures des os des membres sont curables chez tous les animaux. Mais on ne doit s'en occuper sérieusement chez les solipèdes et dans l'espèce bovine que si les sujets sont jeunes et dociles.

Traitement. — Le Manuel, pour réduire ces fractures, consiste à faire tirer fortement sur le membre jusqu'à ce que les abouts des os soient remis en place. Ceci obtenu, on dispose des étoupes fines tout autour de la fracture et on les consolide au moyen d'attelles en bois ou en fer mince que l'on maintient au moyen de tours de bandes préalablement trempées dans du silicate de potasse.

Chez les animaux : chiens, chats, moutons, chèvres, on peut remplacer les attelles en bois par une lame de carton épais découpé sur la forme du membre et que l'on fait tremper quelques instants dans l'eau pour la rendre souple. Les os étant en place, on met des étoupes, puis le carton que l'on maintient avec des bandes silicatées allant jusqu'au bas du membre. Cette disposition permet à l'animal de s'appuyer légèrement sur son membre malade.

CARIE

Plaies des os avec décomposition de leurs tissus.

Symptômes. — On reconnaît la carie en touchant l'os soit avec le doigt, soit avec une sonde. On sent qu'il est rugueux. Le pus, parsemé de stries noirâtres, qui s'écoule de la plaie, contient très souvent des fragments de matières calcaires.

Causes. — Les coups, les piqûres de clous ou d'échardes de bois.

Traitement. — Injections soir et matin d'eau phéniquée à 70 grammes d'acide phénique par litre d'eau.

EXOSTOSES

Sécrétion de matière osseuse qui se produit en dehors de l'os.

Les plus communes sont désignées sous le nom de formes, de suros, de jarde ou d'éparvin calleux.

Formes. — Excroissance dure, douloureuse au début, se montrant au pourtour de la couronne. Son siège ordinaire est situé au quartier externe.

Causes. — L'hérédité, les contusions.

Traitement. — Cataplasmes de son bouilli et maintenus tièdes au début. Continuer pendant huit jours. Si le mal persiste, frictions pendant une semaine avec la solution suivante :

Acide oxalique....................	100 grammes.
Alcool...........................	1 litre.

Lorsque les remèdes présentés échouent, on doit user de la cautérisation au fer rouge à pointes pénétrantes.

Suros. — Le suros est une petite tumeur osseuse de

forme ovalaire existant dans la longueur du canon. Placée en dehors des tendons, elle ne nuit en rien au service de l'animal; il n'en est plus de même quand, située en arrière du canon, elle entrave les mouvements du tendon qui fait mouvoir le membre. Une boiterie plus ou moins intense en est alors la conséquence.

Causes. — Coups ou atteintes du pied.

Traitement. — Une seule application de pommade au biodure de mercure. Si le mal persistait un mois après ce traitement, on devrait user du fer en pointes pénétrantes.

Courbe. — Tumeur osseuse se montrant à la face interne et supérieure du jarret, près la tubérosité du tibia.

Même traitement que pour le suros.

Éparvin calleux. — Plaque osseuse qui se développe à la *face interne* du jarret au-dessus du canon, c'est-à-dire sur les os plats qui constituent cette articulation. Cette lésion peut atteindre soit un seul, soit les deux jarrets. Dans ce dernier cas, elle est plus difficile à distinguer, car on ne possède pas de termes de comparaison. Pour reconnaître facilement l'éparvin, on doit se placer en avant du cheval et, étant baissé, diriger sa vue sur les jambes de derrière. On voit très bien alors si l'un des membres de derrière ou bien les deux présentent à la face interne du jarret un développement anormal.

Symptômes. — Tumeur aplatie, douloureuse au début, indolente plus tard, se montrant à la face interne et supérieure du jarret. Boiterie plus ou moins intense avec abaissement de la hanche assez prononcé. L'exercice tend ordinairement à faire diminuer la claudication.

Traitement. — Application unique d'onguent fondant de Girard, avec addition de 1 gramme de biodure de mercure par 100 grammes de médicament. Un mois après, lotions d'alcool contenant 100 grammes d'acide oxalique. Si enfin la boiterie persistait environ deux mois après le dernier traitement, on devrait avoir recours à la cautérisation au fer rouge.

OSTÉO-SARCOME — ORME-ACTINOSE

Cancer de l'os. — Assez fréquent chez les bêtes bovines.

Symptômes. — Tumeur dure à volume variable faisant partie de l'os et n'étant sujette à aucun déplacement, se montre presque toujours sur les os de la face. Abandonnée à elle-même, elle prend un volume assez considérable et défigure l'animal. Elle finit par s'abcéder et donne issue à un pus abondant répandant une odeur fétide.

Causes. — Une prédisposition spéciale. Se développant à la suite de coups.

Traitement. — Maladie incurable. Il faut engraisser l'animal s'il est encore temps et le livrer à la boucherie. Les pommades fondantes, iodure de potassium ioduré, n'ont d'action que si la tumeur n'est pas réellement cancéreuse. Dans le doute, on peut toujours en essayer pendant quinze jours à un mois.

MALADIES DES ARTICULATIONS

PLAIES DES ARTICULATIONS

Ouverture de l'articulation avec écoulement d'un liquide huileux nommé synovie.

Causes. — Les coups, les piqûres. L'articulation la plus fréquemment atteinte est celle du grasset à la suite de coups de pied.

Traitement. — Application d'une couche d'onguent vésicatoire renouvelée jusqu'à ce qu'il y ait oblitération de l'ouverture.

Lorsque le mal réside à l'articulation du boulet ou du pied, on fait un bandage un peu serré avec des étoupes et, deux fois par jour, on glisse entre la plaie et l'étoupade de l'eau phéniquée à **70** grammes d'acide par litre d'eau.

Une précaution indispensable, pour la réussite, consiste à ne pas enlever le pansement avant d'avoir obtenu l'occlusion de la plaie et l'arrêt de l'écoulement.

ARTHRITE

Inflammation de l'articulation. Toutes les articulations peuvent en être frappées. Chez nos animaux, ce sont celles des membres qui sont le plus souvent atteintes.

Symptômes. — Douleur très vive, déterminée par le gonflement des parties qui concourent à former l'articulation. Une boiterie très intense est la conséquence d'un tel état de choses, quand le mal siège aux membres.

Traitement. — Frictions avec vinaigre chaud et brosse en chiendent. Durée de la friction, un quart d'heure matin et soir. Envelopper aussitôt après la partie malade avec une peau d'agneau ou une étoffe en laine. Si le mal ne cédait pas après huit jours de ce traitement, on devrait pratiquer trois frictions, dont une par jour, de liniment irritant. (Voir au formulaire.)

3

VESSIGONS

Tumeur qui se développe, soit le long de la corde du jarret, soit à sa face extérieure et interne. Ses dimensions peuvent varier depuis la grosseur d'un œuf jusqu'à celle de la tête d'un enfant.

Symptôme. — Le vessigon est mou dans toute son étendue, ne conserve pas l'empreinte du doigt, et dans l'immense majorité des cas, est insensible à la pression.

Causes. — L'hérédité, le tempérament lymphatique, mais surtout les travaux excessifs qui déterminent une supersécrétion de synovie.

Traitement. — Au début, trois frictions, dont une par jour, d'un mélange à parties égales d'alcool et d'essence de térébenthine. Le mal persistant, trois frictions, dont une par jour, de liniment irritant. (Voir au formulaire.) Dans les cas rebelles, on se trouve très bien du moyen suivant : on passe trois fois, mais assez rapidement, un fer rouge sur la tumeur, puis on la recouvre d'une couche d'onguent fondant de Girard. Lorsque ces divers moyens ont échoué, il ne reste plus qu'à user de la cautérisation ordinaire.

MOLETTES

Dilatation des synoviales qui se trouvent en arrière du boulet, de chaque côté des tendons fléchisseurs.

Symptômes. — Tumeurs molles, indolentes ordinairement, variant de la grosseur d'un œuf de pigeon à celle d'un œuf de poule.

Causes. — L'hérédité, les courses exagérées.

Traitement. — Bains d'eau froide prolongés, deux à quatre heures par jour. Pâtures dans les prairies humides;

application de flanelles bien serrées et imbibées d'alcool. En cas d'insuçcès, une application d'onguent fondant de Girard. Enfin, cautérisations au fer rouge. Un intervalle d'un mois doit s'écouler avant qu'on ne passe d'un traitement à un autre.

MALADIES AFFECTANT LES TENDONS

BOULETURE

Disposition normale du boulet qui se trouve porté en avant de sa ligne d'aplomb naturelle.

Causes. — Un travail exagéré amène assez souvent chez les animaux jeunes la rétraction des tendons fléchisseurs des membres.

Symptômes. — Le boulet se porte en avant et l'appui du pied se fait en pince. L'articulation douloureuse, au début, ne tarde pas à devenir indolente. Dans tous les cas, cette disposition détermine une boiterie qui est plus ou moins intense, selon la gravité du mal.

Traitement. — Mettre l'animal au repos. Frictions au début, soir et matin, avec onguent populeum. Le pâturage au pré convient très bien dans ce cas. Le mal devenant chronique, il est utile de faire trois frictions, dont une par jour, avec le liniment irritant. (Voir au formulaire.)

La cautérisation au fer rouge est employée quand les autres moyens ont échoué.

RÉTRACTION DES TENDONS

Engorgement situé le long des tendons et en déterminant le raccourcissement.

Symptômes. — Aux membres antérieurs, le genou est porté en avant et le pied se trouve en arrière de sa ligne d'aplomb; aux postérieurs, l'appui se fait en pince. Une induration plus ou moins prononcée existe en arrière et au-dessous du genou, ou bien au-dessous du jarret. Dans tous les cas, elle affecte les tendons fléchisseurs.

Causes. — Les travaux excessifs.

Traitement. — Au début, cataplasmes émollients. On place le membre dans une sorte de sac et on le remplit de mauves cuites que l'on arrose plusieurs fois dans la journée avec de l'eau tiède. La boiterie ayant cessé, mais l'engorgement persistant, on fait 7 à 10 frictions dont une par jour avec la pommade d'iodure de potassium iodurée.

Un mois après la dernière application médicamenteuse, si nulle amélioration n'est survenue, on doit user de la cautérisation au fer rouge et augmenter son action par une application d'onguent fondant de Girard.

CARIE DES TENDONS

Plaie de mauvaise nature corrodant les tendons.

Symptômes. — Écoulement d'un pus sanguinolent mêlé de débris de tendons et répandant une odeur nauséeuse.

Traitement. — Deux injections par jour pendant une semaine avec eau phéniquée, à 70 grammes d'acide phénique par litre d'eau. Les grumeaux purulents ayant disparu, pansement de la plaie avec eau phéniquée, à

50 grammes d'acide, par litre d'eau. La créoline étendue de moitié son volume d'eau peut être employée à la fin du traitement.

MALADIES DU PIED

FOURBURE

Inflammation des tissus qui unissent l'os du pied avec le sabot.

La fourbure peut se montrer, soit sur un seul pied, soit sur deux, soit enfin sur les quatre.

Symptômes : Type aigu. — Fièvre très intense, pouls fort et dur. Boiterie très violente. Le malade, soumis à l'exercice, semble marcher sur des épines. Si ce sont les membres antérieurs qui sont affectés, ils se portent en avant et l'appui se fait en talons. Si les postérieurs sont atteints, ils s'engagent sous l'animal.

Type chronique. — La douleur est presque nulle. Le sabot se rétrécit et des cercles l'entourent. A sa partie inférieure, au point correspondant à la pince, existe une sorte de décollement nommé fourmilière. L'os du pied a subi un mouvement de bascule d'avant en arrière et fait saillie sous la sole, cette lésion porte le nom de croissant.

Causes. — Nourriture trop riche en grain. Courses exagérées.

Traitement: Type aigu. — Deux saignées de trois

litres chacune, faites à un jour d'intervalle. Bains d'eau froide très prolongés, 12 heures sur 24. En cas d'impossibilité, trois frictions de liniment irritant à partir du genou ou du jarret jusqu'à la corne du sabot. Purgation au sulfate de soude : 600 grammes en solution dans 2 litres d'eau à donner dans l'espace d'un quart d'heure.

Régime. — Diète. Paille à discrétion.

Traitement : Type chronique. — Faire des rainures longitudinales allant jusqu'au vif dans la longueur du sabot. En faire une semblable entre la sole et la paroi et abandonner l'animal au moins trois mois dans les prairies.

JAVART

Furoncle accompagné de fistule se développant sur les parties latérales de la couronne et pouvant s'étendre sur la paroi.

Symptômes. — Boiterie intense. Chaleur et douleur accompagnées de tuméfaction, puis plaie avec fistule dans le point où réside le mal.

Causes. — Contusions. Mauvaise ferrure.

Traitement. — Au début, cataplasmes de miel, dans le but de faciliter la chute et l'élimination des parties mortifiées. Ce point acquis, injections soir et matin d'eau phéniquée à 70 grammes par litre d'acide phénique par litre d'eau. Après quinze jours de ce traitement, si la boiterie augmente et que la tuméfaction persiste, on pratique à la sole une ouverture correspondant au point malade et on fait passer de ce point à la fistule une aiguille à séton. Une mèche traversant le mal y est laissée. Cette disposition permet aux injections que l'on doit continuer d'atteindre toutes les parties cariées et de les amener à cicatrisation. Le mieux devenant sensible, on enlève la mèche tout en continuant la médication phéniquée jusqu'à guérison.

CRAPAUD

Ulcérations de la partie sous solaire du pied.

Symptômes. — La sole se détache et laisse voir une matière analogue au caséum du fromage, répandant une odeur infecte. La maladie peut atteindre un seul membre comme les quatre. Elle s'étend progressivement et détermine une boiterie qui rend le cheval impropre à tout service.

Causes. — L'hérédité, le séjour dans les lieux humides.

Traitement. — Le crapaud est généralement réputé comme incurable. Nous avons toutefois obtenu quelques succès du traitement suivant : parer le pied de manière à permettre un accès facile au médicament. Le soulever, puis verser sur la sole la solution suivante :

Protonitrate de mercure............	30
Acide azotique..........................	20
Eau.....................................	100

Maintenir 4 à 5 minutes le pied dans cette position, puis le recouvrir de plâtre en poudre. Renouveler le pansement tous les matins pendant sept jours, attendre un temps aussi long sans rien faire, puis recommencer le traitement et ainsi de suite.

PIED ENCASTELÉ

Rétrécissement du talon chez le cheval.

Symptômes. — Boiterie plus ou moins intense. Les deux pieds étant parés à même hauteur, on reconnaît un rétrécissement marqué du sabot, cas le plus ordinaire ou bien des deux à la fois, ce qui est plus rare.

Causes. — Sécheresse de la corne, provenant ordinairement du séjour prolongé sur une litière sèche. Les chevaux fins, à tempérament nerveux, en sont plus fréquemment atteints que les autres.

Traitement préventif. — Graisser fréquemment la corne avec l'onguent de pied.

Traitement curatif. — Faire sur la paroi deux rainures allant jusqu'au vif, au point où le rétrécissement commence. Isoler ces parties de la sole par une semblabie rainure et abandonner l'animal dans les prairies.

PIQURES

Plaie déterminée par un clou mal implanté par le maréchal, ou qui, faisant fausse route, atteint les parties vives du pied.

Symptômes. — L'animal piqué témoigne de la douleur et se défend. D'autres fois, le clou n'ayant fait que comprimer les parties vives, la boiterie ne devient sensible qu'après cinq ou six jours. L'animal s'appuie alors difficilement, le boulet se porte en avant, le pied est chaud, et si on frappe sur les clous du fer, il y a une sensibilité là où réside la piqûre.

Traitement. — Si l'ouvrier s'aperçoit de l'accident, il doit immédiatement arracher le clou et verser un peu d'essence de térébenthine dans son trajet. Dans le cas où ce clou serait resté en place quelques jours et où la suppuration se montrerait au moment où on l'arracherait, il faut glisser dans l'ouverture un peu d'eau phéniquée à 70 grammes, pour amener la cicatrisation des parties mortifiées.

On nomme ainsi toutes les piqûres de la partie inférieure du pied, sole et fourchette. Elles peuvent être
dues à un clou, à un morceau de verre, à une écharde
de bois; peu importe la cause, le résultat est le même.

Symptômes. — Boiterie plus ou moins intense survenant subitement. Le conducteur, s'il est soigneux,
arrête son cheval, soulève le pied et enlève le corps
étranger. Malheureusement, les désordres ont déjà eu
lieu et souvent même une partie de ce corps est restée
brisée dans la plaie.

La gravité du mal varie selon la position de la piqûre.

1er cas. — Le clou, dirigé en talons, s'est enfoncé
dans le coussinet du pied. Le mal est ordinairement peu
grave. Quelques bains froids et du repos amènent une
prompte guérison.

2e cas. — Le trajet fistuleux se dirige en avant de la
pointe de la fourchette; guérison rapide par l'emploi des
moyens précités.

3e cas. — Le clou situé à la pointe de la fourchette et
même un peu en arrière est entré perpendiculairement.
Par suite de sa position, il a dû atteindre l'articulation du
pied. L'affection est dès lors très grave. On doit toutefois, avant d'entreprendre un traitement énergique, user
des bains froids pendant une semaine. Ce temps expiré,
si le mal augmente et que le pli du paturon paraisse
tuméfié, il faut enlever un rond de corne au point d'ouverture de la piqûre et la suivre jusqu'à son fond. Ceci
fait, on panse soir et matin avec l'eau phéniquée à
70 grammes d'acide phénique par litre d'eau. Malheureusement, il peut arriver que le mal gagne l'articulation du

pied, ce qui se traduit au dehors par un gonflement exagéré du pli du paturon. Il faut alors user de moyens énergiques. Muni d'un fer de la grosseur du petit doigt, bien apointé et rougi à blanc, on fait une ouverture qui part de la fistule et va s'ouvrir dans le pli du paturon. Inutile de se préoccuper de l'articulation, elle est cariée; on peut donc l'atteindre sans aucun inconvénient. Cette opération faite, on glisse une mèche à séton dans cette ouverture et chaque jour, matin et soir, on pratique une injection d'eau phéniquée à 70 grammes d'acide. L'ankylose de l'articulation est inévitable à la suite de ce traitement, mais la guérison est certaine et le cheval pourra encore faire un excellent service au pas.

SOLE FOULÉE

Inflammation de la face plantaire du pied, déterminée le plus souvent par un caillou qui se place entre le fer et la sole.

Symptômes. — Boiterie plus ou moins intense, accompagnée de la douleur du dessous du sabot.

Traitement. — Bains froids. Durée : deux heures au moins par jour.

OIGNONS

Exostoses se montrant sous la sole des pieds antérieurs et faisant saillie. Ne s'observe guère que sur les animaux mous.

Symptômes. — Boiterie avec douleur locale de la sole.

Traitement. — Bains émollients pour faire disparaître la claudication. Ensuite, ferrure spéciale, ayant comme but de protéger l'oignon contre le choc des corps extérieurs.

BLEIMES

Maladie qui correspond en quelque sorte à celle des cors aux pieds dans l'espèce humaine.

Symptômes. — Boiterie plus ou moins intense. Si on enlève le fer, on reconnaît en parant le pied au quartier interne que la corne est jaunâtre, puis profondément parsemée de stries sanguines. Si le mal est ancien, un liquide noirâtre apparaît entre la sole et les tissus vifs. Le quartier externe peut être également affecté, mais le cas est plus rare.

Traitement. — Parer le pied jusqu'au sang. Ensuite, application de térébenthine sur le mal. Enfin, ferrure au moyen d'un fer à planches, ayant pour but de soustraire le point malade au contact des corps étrangers.

SEIMES

Fentes longitudinales, s'étendant selon la longueur de la paroi du pied.

Symptômes. — Elles peuvent partir de son milieu comme s'étendre du bourrelet à la partie inférieure du pied. On les observe en quarte comme en pince. Elles affectent indifféremment les membres antérieurs comme les postérieurs. Si la fente intéresse toute l'épaisseur de la paroi, elle détermine un pincement des parties vives d'où une boiterie intense.

Causes. — La sécheresse de la corne.

Traitement préventif. — Graisser souvent la corne avec de l'onguent de pied.

Traitement curatif. — Applications de miel péndant

deux à trois jours, sur le point malade. Ensuite, pratiquer à un centimètre et demi, et de chaque côté de l'origine de la fente, deux rainures allant se rejoindre à sa partie inférieure, de manière à simuler un V dont l'ouverture serait près du bourrelet. Ces fentes s'exécutent de la manière suivante : on applique pendant quelques instants un fer rouge sur le tracé de l'une d'elles, puis saisissant de suite une reinette, on creuse la paroi jusqu'à ce qu'on soit arrivé aux parties vives. La même manœuvre est employée pour creuser la deuxième rainure. Ceci fait, on cautérise avec une pointe de feu, maintenue trois à quatre secondes sur le bourrelet, l'origine de la fissure. L'animal étant ensuite ferré, on applique un corps gras, une couenne de lard par exemple sur les points opérés et on la maintient en place par quelques tours de bande. Lorsque la boiterie primitive n'est pas trop intense, l'animal reprend immédiatement son service et se guérit en travaillant.

FOURCHETTE ÉCHAUFFÉE

Suintement noirâtre à odeur fétide, qui s'écoule de la fente de la fourchette.

Symptômes. — Légère boiterie, accompagnée du signe précédent.

Traitement. — Verser un peu d'essence de térébenthine dans la fente et la maintenir en y glissant un peu d'étoupes. Renouveler le pansement chaque jour jusqu'à guérison.

LIMACE

Maladie spéciale aux bêtes bovines et aux porcs.

Symptômes. — Boiterie. Écartement des onglons et

existence dans ce point d'une tumeur allongée, rouge, saignante.

Causes. — Irritation produite par des corps étrangers. Terre durcie, épines, échardes de bois.

Traitement. — Cautérisation chaque jour avec du sulfate de cuivre, vitriol pulvérisé.

PIÉTAIN

Inflammation ulcéreuse du pied des bêtes ovines.

Symptômes. — Cette affection contagieuse se reconnaît aux signes suivants :

Boiterie, décollement de la corne à la partie inférieure de l'onglon et le long de l'espace interdigité. Apparition d'ampoules dans ce point. Bientôt elles éclatent et laissent à nu des ulcérations qui s'étendent en décollant la corne tout autour du pied. Le pus qui s'en écoule possède une odeur ammoniacale caractéristique. Le mal peut affecter un seul pied comme s'étendre aux quatre.

Causes. — La contagion est la seule cause bien connue.

Traitement. — Séparer les animaux malades, les mettre dans une bergerie spéciale. Nettoyer convenablement les pieds et surtout l'espace interdigité, faire une bonne litière, puis user de la médication suivante :

Protonitrate de mercure solide	30 grammes
Acide azotique	20 —
Eau	100 —

Ce liquide étant mis dans un vase, on y trempe le pied malade pendant environ une minute, puis on le relève et on le saupoudre de plâtre en poudre. Si le traitement est convenablement appliqué, la guérison du piétain est obtenue dans l'espace d'une semaine.

Cette affection, par suite de sa nature contagieuse,

rentre dans le cadre de la police sanitaire. (Voir à la fin
du Manuel.)

~~~~~~~~~~

MALADIES INTERNES

Les maladies internes constituent la pierre d'achoppe-
ment de la médecine. En effet, les doctrines succèdent
aux doctrines et les malades continuent à mourir. La
cause principale de cette sorte de chaos tient à ce que
l'on dédaigne d'étudier la nature ou les procédés dont elle
se sert pour rendre la santé aux malades. Il est, en effet,
reconnu par tous les observateurs, que, dans toutes les
maladies internes, il survient des guérisons par les seuls
efforts de la nature. Le grand talent de ceux qui se vouent
à l'art de guérir devrait donc être de surprendre ses
secrets et d'en tirer bon profit dans tous les cas analogues. Malheureusement, inféodés à l'école régnante,
pour le moment, ils ne voient les choses qu'à travers un
épais brouillard. Observateur et naturaliste, comme le
sont tous les cultivateurs, nous avons recherché avec le
plus grand soin à reconnaître les divers moyens qu'elle
emploie pour ramener les malades à la santé.

Nos études nous ont ainsi amené à reconnaître que
toutes les maladies aiguës et chroniques dont sont atteints
les hommes et les animaux, se guérissent d'elles-mêmes,
quand surviennent des sueurs abondantes et une sécrétion
d'urine copieuse. Il ne faut pas être bien grand médecin
~~~~~~~~~~

pour savoir que si la transpiration de la peau s'arrête, le sang afflue de suite sur un organe quelconque, d'où une congestion qui dégénère en inflammation si on n'y met ordre rapidement. Rétablir le jeu de ces fonctions, transpiration et sécrétion d'urine, telles sont les bases de la médecine que nous proposons et que nous pouvons déclarer infaillible, car elle n'est que la stricte copie des œuvres de la nature.

Mais avant d'entrer dans les détails de notre sujet, nous sommes obligé, pour être plus compréhensible, de dire quelques mots des fonctions de la peau et des reins, car ce sont les deux émonctoires ou canaux par où s'écoulent et disparaissent les divers produits morbides et, par conséquent, les maladies.

Peau. — La peau qui entoure le corps de l'homme et des animaux est constituée par un tissu composé de nerfs, de veines, d'artères, etc., entre lesquels se trouve une immense quantité de glandules. Les unes sécrètent cette moiteur, signe de santé et qui se traduit en sueur, pour peu qu'il y ait travail ou émotion. Les autres, dites glandes sébacées, sécrètent à la base des poils une sorte d'huile qui les lubréfie et leur donne le brillant. Ces glandes diverses, mais surtout les premières, ont pour but de recevoir du sang les matériaux usés dans le phénomène de la circulation ou de la vie, si vous aimez mieux. Leurs fonctions, qui au premier abord, paraissent de peu d'importance, sont cependant considérables. En effet, si on enveloppe un animal de taffetas ou autre matière susceptible d'arrêter les exhalaisons, on voit qu'un cheval de taille moyenne, pesant 400 kilos, perd, par le fait de cette transpiration, 7^{kg},270 grammes. Si maintenant il est soumis à un travail pénible, ces proportions peuvent doubler ou même tripler. Il perd ainsi une somme qui représente sa ration d'entretien, l'eau non comprise. La chaleur, la sécheresse de l'air, son état électrique, sa diminution de pression, les efforts de toute espèce augmentent ou diminuent cette transpiration.

Son arrêt détermine immédiatement la maladie. Fourcaut et Bouley, ayant voulu soumettre ces faits à l'expérience, enduisirent des chevaux et d'autres animaux de vernis ou de goudron. La mort fut très rapide; elle arriva de quelques heures à quelques jours après l'expérience et cela, en raison de l'imperméabilité de l'enduit. Voilà donc un fait bien acquis. Les médecins, les vétérinaires, savent aussi fort bien que la sécheresse de la peau et le poil piqué, autre arrêt dans le fonctionnement des glandules, sont toujours l'indice de maladies graves, tandis qu'une légère moiteur est un signe d'amélioration.

Maintenant que nous connaissons le rôle important des glandules qui tapissent la peau, arrivons aux reins. Ces deux glandes, situées, chez les animaux, au-dessous de la colonne dorso-lombaire, au point qui, dans le corps, porte leur nom, sont composées d'une série de petits canaux agglomérés et qui viennent déverser le produit de leur excrétion dans un petit réservoir nommé bassinet. Le liquide sécrété goutte à goutte descend par un conduit dans la vessie, d'où il est expulsé au dehors par le canal de l'urètre. Examinons un peu ce liquide, autrement dit l'urine. Sans entrer dans sa composition chimique, nous dirons que, lorsque le pancréas, le foie, la rate, etc., ont plus ou moins retiré du sang les produits nécessaires à l'entretien de la vie, ils refoulent les résidus inutiles ou nuisibles au moyen de deux énormes veines dans les reins, qui les soumettent à une dernière filtration et ne laissent passer que le *caput mortuum* ou, pour parler français, les immondices. L'urine et la sueur renferment, en effet, toutes les substances qui ne peuvent être assimilées par les organes ou qui sont nuisibles à l'économie. Le Créateur, dans sa sagesse, ne voulant pas que certaines substances nuisibles à l'être vivant puissent altérer sa santé, a rendu cette sécrétion extra-ordinairement prompte. Ainsi le cyanure de fer et de potassium se montre dans l'urine quatre minutes après son absorption. L'essence de térébenthine se reconnaît à son odeur de violette, après quinze minutes, et ainsi d'une foule d'autres substances.

Il résulte de cet aperçu que l'organisme des êtres vivants, hommes ou bêtes, possède deux appareils spéciaux chargés de conduire au dehors les matériaux usés dans le jeu de la vie ou nuisibles à son entretien. Ceci étant admis, il est facile de s'expliquer pourquoi l'arrêt dans leur fonctionnement provoque la maladie, tandis que leur réapparition appelle la santé.

Tels sont les faits, théoriques en quelque sorte ; soumettons-les maintenant au crible de la pratique. En dehors des maladies contagieuses ou d'ordre traumatique, telles que les chutes, contusions, plaies, toutes les affections, qu'elles soient aiguës ou chroniques, ont comme caractère principal une modification dans l'une et souvent les deux sécrétions précitées. Les influences atmosphériques amènent dans nombre de cas leur perturbation. Ainsi, qu'un animal allant au pas soit arrêté dans un courant d'air froid, immédiatement la transpiration s'arrête, les glandules de la peau se contractent et cessent de fonctionner. Le sang refoulé de ces points se porte sur un organe quelconque et le congestionne. Si c'est sur le nez, on voit apparaître un coryza ou rhume de cerveau. Si c'est à la gorge, au poumon, bientôt une laryngite ou une pneumonie font leur apparition. Un refroidissement subit et

brusque n'est pas seul à provoquer ces arrêts de transpiration ; une chaleur vive, telle qu'un coup de soleil violent, agissent de la même façon. Aussi voit-on à la suite
de ces insolations le cerveau et ses enveloppes se con-
gestionner. Le froid et la chaleur sont donc les causes
les plus fréquentes des maladies de nos animaux. Ces
faits établis, le rétablissement de la sueur et de la sécrétion urinaire doit inévitablement amener la guérison.
Restait à trouver un moyen simple et à la portée de tout
le monde, capable de déterminer ces desiderata. Nous
croyons avoir atteint ce but par les moyens suivants :
quand un animal, cheval, bœuf, porc, chien, etc., est
atteint d'une maladie aiguë ou chronique ayant entraîné
la suppression de la sueur et de l'urine, nous prenons du
vinaigre chauffé à 40 degrés centigrades, et nous en
humectons toute la peau : cou, tronc et membres. Aussitôt
cette opération terminée, un ou deux hommes munis de
brosses dures en chiendent ou crin ou au besoin d'un
bouchon de paille, se mettent à frictionner le malade et
cela sans *discontinuer* et sans se préoccuper de ses
plaintes, pendant *quinze à vingt minutes*. Cette sorte
de massage terminé, on l'enveloppe immédiatement d'une
couverture en laine, de manière à provoquer la sueur.
Si on voit cette première couverture se mouiller, on
étend sur elle un peu de paille et on en remet une seconde,
afin d'éviter un refroidissement, dont les effets pourraient
être désastreux. A la suite de cette sudation, que l'on est
loin d'obtenir d'emblée, l'animal éprouve en général le
besoin de boire. On profite de cette occasion pour agir
sur la sécrétion urinaire et on lui donne un breuvage ainsi
préparé :

        Eau.... ....   10 litres
        Son ordinaire....................   700 grammes.

Faire bouillir une demi-heure, passer à travers un linge très grossier (toile d'emballage), laisser tiédir et ajouter une poignée, soit 70 grammes de sulfate de soude.

Renouveler cette préparation et en donner aussi souvent que le malade éprouve le besoin de boire.

Régime. — Diète. Paille de froment à discrétion.

La dose de sulfate de soude à mettre dans les boissons doit être réduite, à partir du cinquième jour, à 15 grammes par 10 litres de liquide. Quant aux frictions, elles doivent être faites soir et matin et la durée de chacune d'elles doit être de quinze minutes. Ce traitement doit être continué sans aucune interruption jusqu'à la guérison, dût-elle se faire attendre un certain temps. Quand la peau devient très sensible, on frotte un peu moins rudement ou avec une brosse moins dure. Ce n'est qu'alors que les animaux paraissent gais et entrent en convalescence que l'on doit commencer à supprimer une des frictions.

Lorsque l'appétit se montre, il est bon d'ajouter à la ration quelques litres d'avoine bouillie et d'en augmenter la quantité à mesure que les forces reviennent. Les prescriptions que nous venons de formuler peuvent s'appliquer à toutes les affections ; nous allons cependant consacrer quelques mots aux maladies chroniques, car elles réclament quelques soins spéciaux.

Dans ces sortes de lésions, les muqueuses internes, qui ont de si grands rapports de continuité et de texture avec la peau, sont plus ou moins atteintes. Avant d'agir sur elles, il est bon de débarrasser l'intestin des matières qui l'encombrent. Pour atteindre ce but, il n'est pas de médicament meilleur que l'huile d'olives, donnée le matin à jeun à la dose d'un litre pour les grands animaux et un demi-litre pour les petits. La purgation obtenue, on procède à la médication curative. Le petit lait donné chaque jour à la dose de 5 à 6 litres produit des effets merveilleux. Son emploi doit toutefois être continué pendant environ trois semaines. Sous son influence, on voit la sécrétion urinaire se rétablir et les diverses fonctions reprendre leur rythme normal. Quand on ne peut se procurer ce précieux liquide, on le remplace par des infusions de pariétaire, 8 à 10 litres par jour, dans lesquelles on fait dissoudre 20 grammes de sulfate de soude. Lorsque les animaux émaciés sont arrivés à un état de maigreur extrême, on peut leur donner chaque jour 2 à 3 litres d'infusion de gentiane ou absinthe, dans le but de tonifier les fibres de l'estomac et de seconder les effets de la médication principale. Ce traitement n'exclut pas les frictions au vinaigre, elles doivent être exécutées dans tous les cas avec la sudation qui les suit. En effet, si la peau ne reprenait pas ses fonctions normales, nulle guérison ne saurait être obtenue quels que fussent les remèdes donnés intérieurement. Comme boisson, on prescrit avec avantage l'eau de son bouillie.

Nourriture. — En hiver, on donne des aliments cuits, carottes, betteraves, avoine, orge farineux en bouillie, à très petites doses d'abord, sauf à augmenter progressivement à mesure que l'amélioration se manifeste. En été, rien ne peut remplacer un fourrage vert très aqueux. Il faut seulement veiller, au début du traitement, à ce que le malade ne le mange pas trop gloutonnement et n'en ingère une quantité trop considérable.

Telle est la médication bien simple qui permet de rétablir la santé de nos animaux et s'adapte à toutes les maladies aiguës ou chroniques. Désirant toutefois permettre à nos lecteurs de distinguer les diverses affections les unes des autres et s'aider des pratiques de la médecine ordinaire, nous allons en donner les descriptions et le traitement.

Caractères des maladies internes. — Les maladies internes ont leur siège sur les parties situées profondément et invisibles à l'œil. Leur gravité se reconnaît à la fièvre qui torture l'animal, aux battements du flanc, aux douleurs traduites en dehors par des tremblements ou des coliques. Deux signes, l'un spécial au cheval, l'autre au bœuf, permettent de reconnaître de suite la gravité du mal. Tout cheval dont le *rein pincé* entre les doigts fléchit facilement est simplement indisposé; tout bœuf qui possède *de la rosée* sur le mufle n'est pas sérieusement atteint.

Nous suivrons, pour les maladies internes, la classification que nous avons indiquée précédemment. Chaque groupe sera précédé d'une description sommaire qui servira de guide au lecteur et lui empêchera de s'égarer.

MALADIES DU SYSTÈME NERVEUX

Les affections du système nerveux ont comme caractères principaux une altération dans le mouvement ou la sensibilité et quelquefois dans les deux à la fois. Dans l'apoplexie foudroyante, il y a absence de mouvement. Dans la paralysie, le train postérieur ne peut se mouvoir. Dans le vertige, le malade ne peut plus se diriger.

MALADIES DU SYSTÈME NERVEUX

AVEC FIÈVRE ET BATTEMENTS DE FLANC

APOPLEXIE FOUDROYANTE — COUP DE SANG — ARRÊT SUBIT DES FONCTIONS VITALES

Symptômes. — L'animal, au travail le plus ordinairement, tombe comme une masse inerte. La respiration, à peine visible, s'effectue par soubresauts et le pouls très petit ne peut que difficilement se sentir. Les muqueuses apparentes, conjonctives, narines, bouche, sont violacées; les veines qui serpentent sous la peau sont distendues.

Causes. — Les courses vives pendant la saison chaude, les colliers trop étroits, les sous-gorges trop serrées, les coups de soleil sur le crâne peuvent déterminer cette affection.

Traitement. — Enlever les harnais qui pourraient comprimer la gorge et le cou, saignée de 3 à 4 litres. A défaut d'instruments usuels, couper l'extrémité de la queue avec un couteau. Frictions au vinaigre comme il a été dit précédemment. Une aspersion d'eau bouillante sur le corps, à l'aide d'un arrosoir à pomme, remplirait le même but comme dérivatif.

VERTIGE — FIÈVRE CÉRÉBRALE

Inflammation du cerveau ou de ses enveloppes.

Symptômes. — Les animaux, surexcités, se cabrent, placent les pieds dans la mangeoire, se roulent à terre ou frappent la tête contre les corps environnants. Abandonnés à eux-mêmes, ils marchent comme des égarés, tournent sur place et grincent des dents. Épuisés, ils entrent en sueur, ayant un regard hébété. Après quelques heures de répit, l'accès revient et la folie furieuse recommence. L'ouïe, la vision, sont abolies. Le ventre est relevé, l'appétit éteint. La respiration est saccadée, le pouls rapide ou lent, selon la période de l'accès.

Causes. — Un refroidissement subit; les coups portés sur le crâne; l'introduction d'épillets dans cette cavité et enfin certaines maladies de l'intestin.

Traitement. — Saignée de 3 à 4 litres. Frictions au vinaigre ou aspersion d'eau bouillante sur tout le corps, moins la tête, qui est recouverte d'onguent vésicatoire ou de liniment irritant.

Administration à l'intérieur de purgatifs salins, sulfate de soude : 500 grammes en solution dans 2 litres d'eau. User de cette médication à même dose pendant 3 jours.

Tisane de valériane; une poignée pour 10 litres d'eau.

Régime. — Diète. — Paille à discrétion.

PARALYSIE AIGUE

Inflammation d'une partie du système nerveux, se traduisant soit par la perte du mouvement seul, soit par la perte isolée de la sensibilité, soit enfin par l'anéantissement de ces deux fonctions à la fois.

Le mot paralysie s'entend de l'affection, alors qu'elle frappe le corps entier, tandis que l'expression de paraplesye indique que le mal a son siège au train postérieur.

Symptômes. — L'animal, atteint subitement, titube quelques secondes, puis tombe, pour ne plus se relever. Si la paralysie siège au train postérieur, ce qui est le cas le plus fréquent chez nos animaux, les reins sont très sensibles au pincement. Les membres postérieurs ne peuvent soutenir le corps, bien que les membres antérieurs jouissent de toute leur liberté d'action. Quelquefois, un seul membre est atteint, l'animal le traîne alors comme si c'était un corps étranger. La respiration est précipitée et le pouls irrégulier.

Causes. — Nourriture trop riche donnée aux chevaux se trouvant momentanément en repos. Choc du brancard sur les reins. Efforts violents, indigestions, fièvre, suite du part chez les femelles.

Traitement. — Saignée de 3 litres, excepté toutefois dans le cas où la maladie survient à la suite du part. Frictions énergiques au vinaigre chaud pendant *une heure* environ sur les lombes et le reste du corps. Intérieurement, on administre : sulfate de soude : 800 grammes en solution dans 2 litres d'eau. Infusions de tisane de pariétaire, 10 litres par jour.

Régime. — Diète. — Paille à discrétion.

TÉTANOS

Maladie nerveuse, plus fréquente dans les contrées méridionales que dans les pays froids, affectant les chevaux de race fine et les mulets, de préférence aux autres animaux. On la considère maintenant comme contagieuse.

Symptômes. — Contraction violente et permanente de tous les muscles du corps. Le public nomme cette maladie *mal de cerf,* car le malade ressemble à cet animal, alors qu'il est forcé. L'encolure est renversée, la queue est droite et raide, les naseaux sont dilatés outre mesure. Les membres ne peuvent fléchir et les mâchoires contractées ne peuvent s'écarter pour permettre à l'animal affamé cependant de prendre quelque nourriture. Le mouvement du flanc est court et rapide, le pouls dur et saccadé.

Dans quelques cas, le tétanos est limité aux muscles de la mâchoire; on le nomme alors *trismus*. Il est alors moins grave que quand il est généralisé.

Causes. — Les refroidissements subits, les plaies, les piqûres, la castration, et enfin la contagion provenant d'un contage existant dans le sol ou sur les instruments du vétérinaire, dans les cas d'opération.

Traitement. — Le tétanos se guérit difficilement. La nature, qui opère de loin en loin quelques guérisons, les obtient à l'aide de sueurs copieuses. Le traitement par le vinaigre et les frictions prolongées convient donc admirablement dans ce cas. En raison de la gravité du mal, on pourra faire 4 à 5 frictions dans la journée et continuer ainsi jusqu'à ce qu'il y ait une amélioration sérieuse. A l'intérieur, on donnera chaque jour la tisane suivante : douce-amère une poignée; têtes de pavot 5 ; eau : 10 litres. .

Régime. — Farine en suspension dans de l'eau tiède.

MALADIES DU SYSTÈME NERVEUX

SANS FIÈVRE NI BATTEMENTS DE FLANC

PARALYSIE CHRONIQUE

La paralysie chronique se voit rarement chez nos animaux. Aussitôt qu'elle passe à cet état et que l'on reconnaît qu'il n'y a plus de chances de guérison, on les sacrifie.

Symptômes. — Les animaux atteints ne peuvent user de la partie affectée ; mais ils boivent et mangent comme en santé.

Traitement. — Nul ; l'affection est incurable.

TOURNIS

Maladie parasitaire, spéciale au mouton, caractérisée par le mouvement en cercle que décrivent les animaux én marchant.

Symptômes. — Au début, l'animal reste en arrière du troupeau et bute quand on l'excite à courir. Il broute seulement la pointe de l'herbe. Plus tard, il tourne soit à droite, soit à gauche ; d'autres fois, il marche droit et se heurte aux obstacles sans avoir conscience de leur présence.

Causes. — Les animaux en broutant ingèrent des larves de tænia cænurus. Ces germes, renfermés dans les excréments des chiens, sont déposés par eux au milieu des pâtures. Ils se mélangent ainsi à l'herbe et arrivent, par cet intermédiaire, dans l'estomac du mouton, d'où ils émigrent vers un point du cerveau qu'ils compriment.

Traitement préventif. — Éloigner les chiens des pâturages et veiller à ce que ceux du berger ne soient pas atteints de tænia. Dans tous les cas, enfouir les excréments.

Traitement curatif. — Nul. Vendre à la boucherie les animaux malades.

ÉPILEPSIE — MAL CADUC

Maladie nerveuse, pouvant frapper les animaux de toutes les races.

Symptômes. — L'épilepsie est caractérisée par l'abolition de l'instinct et par des mouvements convulsifs se reproduisant par accès. L'animal atteint s'appuie contre un corps résistant ou mieux tombe à terre, ses muscles se contractent et déterminent des mouvements désordonnés de l'œil, qui roule dans son orbite. La pupille est dilatée outre mesure et les mâchoires s'agitent, laissant sortir une bave épaisse. L'accès dure environ cinq à six minutes et cesse brusquement. L'animal se relève alors et paraît hébété.

Causes. — Inconnues; la maladie est toutefois considérée comme héréditaire.

Traitement. — Les rares guérisons obtenues l'ont été par des moyens si divers, que nous croyons devoir avouer l'impuissance de la médecine.

Cette affection est rédhibitoire avec un délai de trente jours. Si l'accès n'est pas constaté par l'expert durant cette période, l'animal est considéré comme non atteint. Certains tribunaux admettent néanmoins le témoignage des personnes qui ont pu assister à l'accès.

IMMOBILITÉ

Maladie nerveuse spéciale au cheval.

Symptômes. — Sorte d'idiotisme chez le cheval qui n'a presque pas conscience de ses actes. Le cheval immobile refuse de reculer. Si on le force à accomplir cet acte, il traîne les pieds sans pouvoir les soulever.

Lorsqu'on lui croise les pieds de devant, il reste dans cette position bien qu'elle soit fatigante pour lui. Au râtelier, il mange tranquillement d'abord, puis s'arrête tout en conservant le fourrage dans sa bouche.

Causes. — Inconnues.

Traitement. — Maladie incurable jusqu'à ce jour. Vice rédhibitoire avec un délai de neuf jours.

CHORÉE — DANSE DE SAINT-GUY

Maladie nerveuse, assez commune chez les jeunes chiens.

Symptômes : chorée partielle. — Soubresauts des muscles limités à une partie du corps. Les muscles de la tête et des membres semblent être le lieu de prédilection de cette affection.

Chorée générale. — Tout le corps est en mouvement, d'où le nom de danse de Saint-Guy, donné par le vulgaire à cette maladie.

Causes. — Peu déterminées. La présence de nombreux vers intestinaux dans l'organisme semble devoir la produire.

Traitement. — Friction au vinaigre avec sudation. Intérieurement, on donne, pour les chiens de taille moyenne, 25 centigrammes de turbith minéral ou sous-sulfate de mercure. Renouveler la dose une fois par semaine pendant un mois. L'essence de térébenthine, à la dose d'une cuiller à bouche, remplit le même but.

AFFECTIONS DES ORGANES RESPIRATOIRES

AVEC FIÈVRE ET BATTEMENTS DE FLANC

LARYNGITE — MAL DE GORGE

Inflammation de la muqueuse du larynx.

Symptômes : type aigu. — Naseaux dilatés, tête tendue, respiration bruyante, toux sèche. Douleurs vives de la gorge, témoignées par la défense de l'animal alors qu'on la lui serre avec les doigts. Fièvre intense.

Type chronique. — La douleur et la toux ont disparu pour faire place à un bruit de cornage persistant.

Causes. — Refroidissement à la suite du travail. Irritation déterminée par la poussière des fourrages avariés.

Traitement. — Frictions au vinaigre avec sudation sur tout le corps, mais en particulier autour de la gorge. Intérieurement, miel et poudre de réglisse soir et matin. Gargarismes de feuilles de ronce, quatre à cinq dans la journée, boissons émollientes.

Les frictions au vinaigre peuvent être remplacées par trois frictions, dont une par jour, de liniment irritant.

Régime. — Diète. — Paille à discrétion.

BRONCHITE

Inflammation de la muqueuse des bronches. (Conduits allant de la gorge aux poumons.)

Symptômes : type aigu. — Toux sèche, quinteuse,

fréquente, respiration accélérée mais régulière. L'oreille
étant appliquée contre le poitrail perçoit un bruit de souffle
bien plus intense qu'à l'état normal. Après quelques
jours de maladie, la toux devient grasse et les matières
glaireuses sont rejetées par le nez.

Type chronique. — Respiration accélérée mais incomplète. Jetage glaireux intermittent. Appétit conservé.
Amaigrissement général et poil piqué.

Causes. — Refroidissement. Respiration de poussières âcres ou de fumées.

Traitement. — Frictions au vinaigre avec sudation,
ou, d'après la méthode usuelle, sétons au poitrail. Miel
avec poudre de kermès, soit : 500 grammes du premier
et 20 du second par jour. Fumigations émollientes matin
et soir, durée cinq minutes chaque séance.

Régime. — Nourriture peu abondante, avoine cuite,
boissons tièdes.

Type chronique. — Frictions au vinaigre avec sudation, complétée par sétons au poitrail. Fumigations d'encens, durée cinq minutes le matin et autant le soir.
Administration à l'intérieur d'acide arsénieux en mélange
avec un peu de miel. On débute dans l'emploi de ce médicament par 50 centigrammes, puis on augmente successivement la dose pour arriver à en donner 5 à 6 grammes
par jour.

Régime. — Excellente nourriture.

PNEUMONIE — FLUXION DE POITRINE

Inflammation du tissu des poumons.

Symptômes : type aigu. — L'animal est triste, abattu,
ses reins ne fléchissent plus quand on les pince et il
refuse les aliments. La respiration est plus ou moins

accélérée selon la gravité du cas. Le jetage, clair au début, ne tarde pas à devenir rouillé et parsemé de stries sanguines. L'oreille, appliquée sur les côtés de la poitrine, reconnaît à la différence des bruits perçus qu'il est des points du poumon où l'on n'entend rien, tandis qu'à côté ces bruits sont exagérés, sifflants, crépitants même. Les excréments sont durs et l'émission de l'urine est rare. L'animal se couche rarement, et si, succombant à la fatigue, il se repose, il s'étend toujours du côté où le mal existe.

Type chronique. — L'animal est maigre, ses reins sont raidès, son flanc accéléré. Les mouvements respiratoires sont entrecoupés. Le jetage est composé de matières purulentes. Des bruits anormaux existent dans la poitrine et indiquent qu'une partie du poumon ne respire plus. Le pouls est faible, la conjonctive pâle, l'appétit perdu et les poils piqués. Tout, en un mot, indique l'épuisement du malade.

Causes. — Refroidissement subit, l'animal étant en sueur.

Traitement : type aigu. — Frictions au vinaigre avec sudation. Intérieurement, tisanes de fleurs de tilleul, soit 10 litres, dans lesquels on fera dissoudre de 10 à 15 grammes d'émétique. Lavements fréquents. Enfin, condition essentielle pour obtenir la guérison, tenir le malade dans une atmosphère humide et tiède. L'émétique peut être remplacée par de l'eau-de-vie, 1 litre, donnée étendue de quatre fois son poids d'eau et administrée chaque jour jusqu'à guérison.

Type chronique. — Frictions au vinaigre avec sudation et médication précitée, on peut y ajouter : sétons au poitrail, fumigations d'encens, soir et matin, durée de cinq à dix minutes chaque jour. Administration d'acide arsénieux, 50 centigrammes, puis 5 grammes par jour.

Régime. — Diète pour le type aigu. Nourriture excellente quand la maladie est devenue chronique.

PLEURITE — PLEURÉSIE

Inflammation de cette pellicule fine nommée plèvre qui tapisse la cage thoracique et le poumon.

Symptômes. — Tristesse prononcée, extrémités alternativement chaudes et froides. Toux sèche, pénible, coliques, difficulté de marcher et surtout de se retourner sur place. Fièvre intense, reins non flexibles, respiration accélérée tremblotante ; douleur en arrière des épaules signalée par la pression. L'auscultation, faite au début du mal, constate que le bruit respiratoire est sensible dans toute la poitrine. Il n'en est plus de même après quelques jours de maladie. Comme il y a épanchement, le bruit cesse dans la partie inférieure de la cage thoracique, et on perçoit distinctement, en mettant son oreille près des naseaux, un bruit analogue à celui d'une goutte d'eau qui tomberait dans un liquide. Le malade, redoutant alors l'asphyxie, cesse de se coucher.

Type chronique. — Bruit de gouttelettes bien accusé, irrégularité dans les mouvements respiratoires. Les flancs se creusent au moment où les côtes s'élèvent et se soulèvent alors qu'elles s'abaissent. Absence de murmure respiratoire dans la partie inférieure de la poitrine où existe un épanchement de liquide. Œdème envahissant les membres et le dessous du ventre. Appétit irrégulier.

Causes. — Refroidissement subit, contusions, chutes sur la poitrine.

Traitement : type aigu. — Maintenir le malade dans une atmosphère humide et tiède. Frictions soir et matin au vinaigre avec sudation. Sétons au poitrail. Boissons tièdes, contenant environ 80 grammes de sulfate de soude par jour. Tisanes de pariétaire, lavements.

Type chronique. — Médication indiquée au début des maladies internes. On peut toutefois y ajouter des sétons au poitrail et donner des tisanes de feuilles de noyer, 6 litres, dans lesquelles on fera dissoudre chaque jour, iodure de potassium, 6 grammes; continuer pendant un mois.

Régime. — Diète pour la pleurésie aiguë. Excellente nourriture quand la maladie est passée à l'état chronique.

PLEURO-PNEUMONIE

Maladie contagieuse virulente des bêtes bovines ayant son siège au poumon.

Symptômes : type aigu. — Au début, on constate une toux faible, une flexion exagérée des lombes quand on les pince et une douleur sensible quand on presse la partie de la poitrine située en arrière du coude. La rumination est irrégulière.

La maladie arrivant à sa seconde période, le facies du sujet dénote un état de malaise. La rumination devient intermittente, le mufle reste sec. La toux est fréquente. Les mouvements du flanc s'accélèrent, et l'auscultation dénote que certains points du poumon ne respirent plus, tandis que les parties voisines laissent percevoir à l'oreille des craquements analogues à ceux du parchemin qu'on froisse.

La colonne dorso-lombaire conserve une sensibilité exagérée.

La maladie progressant, le coucher est rare, car le malade ne respire qu'avec peine dans cette position. A l'autopsie, le poumon ressemble à ce produit que l'on connaît en charcuterie sous le nom de fromage d'Italie ou tète roulée.

Causes. — La contagion est la seule cause parfaitement définie. Elle est déterminée par un virus dont la limite d'action paraît assez. restreinte, car elle varie de 50 à 100 mètres.

Traitement préservatif. — Aussitôt que la péripneumonie sévit dans une localité, on doit immédiatement séquestrer les animaux et séparer ceux qui sont sains de ceux qui sont malades. Il faut ensuite blanchir les écuries, murs, pavés, râteliers, crèches, etc., à l'eau de chaux.

Traitement curatif. — L'inoculation a été préconisée par les uns et rejetée par les autres. Depuis que l'on est parvenu à atténuer le virus, on obtient des résultats bien plus marqués, et les dangers de cette opération ont disparu. On pourrait très bien cultiver soi-même l'agent virulent, mais comme cette opération demande beaucoup de soin, il est plus simple de s'adresser aux écoles vétérinaires ou au laboratoire de M. Pasteur (1). Aussitôt que l'on est en possession du virus atténué, on fait cinq piqûres avec la seringue vaccinifère, sous la surface inférieure de la queue. Si la gangrène survenait à la suite de ces inoculations, on devrait immédiatement inciser le point malade et le panser à l'eau phéniquée à 70 grammes d'acide par litre d'eau.

Quelques vétérinaires ont prétendu avoir obtenu des succès en administrant chaque jour 10 litres d'infusion de reine des prés ou d'écorce de saule dans lesquels ils faisaient dissoudre 12 grammes de salycilate de soude.

(1) M. Arloing, le savant directeur de l'école vétérinaire de Lyon, vient de découvrir ces jours derniers le virus atténué et il peut en fournir à ceux qui en auront besoin.

Régime. — Nourriture substantielle. De 5 à 10 litres d'avoine cuite.

Police sanitaire. — Cette maladie est régie par la loi concernant la police sanitaire. Voir à la fin du Manuel.

MALADIES DES ORGANES RESPIRATOIRES

SANS

FIÈVRE APPARENTE NI BATTEMENTS DE FLANC

BRONCHITE VERMINEUSE

Affection déterminée par un ver nommé strongle filaire qui exerce ses ravages sur les jeunes ruminants des espèces bovine et ovine.

Symptômes. — Toux fréquente, quinteuse, rejet, avec les mucosités, de vers longs et minces, mais faciles à reconnaître à l'œil nu.

Causes. — Transmission d'un animal à l'autre par absorption du parasite.

Traitement. — Fumigations d'encens. Durée cinq minutes matin et soir. Administration à l'intérieur d'une cuiller à bouche, soir et matin, d'essence de térébenthine en mélange dans un peu d'eau, continuer cinq jours ; si le mal persistait, on pourrait user de l'acide arsénieux soit de 0gr,50 à 2 grammes par jour selon la taille du malade.

.Continuer la médication pendant un mois. Dans tous les cas, isoler le malade et désinfecter sa place à l'eau de chaux.

PHTISIE

Affection du poumon caractérisée par la présence de nombreux tubercules répandus dans son tissu.

La phtisie, rare chez les solipèdes, est au contraire fréquente chez les ruminants.

Symptômes. — Peu apparents au début. Embonpoint souvent remarquable. Plus tard, toux sèche, caverneuse, flexion exagérée de la colonne dorso-lombaire, poil piqué, aspect maladif du sujet. L'auscultation fait reconnaître dans le poumon des points où la respiration est anéantie et d'autres où le bruit du souffle est remplacé par un crépitement analogue à celui du parchemin qu'on froisse. Les mouvements du flanc sont accélérés. La rumination est intermittente et les intestins fonctionnent mal. A la dernière période, un jetage purulent s'échappe par les naseaux et une diarrhée incoercible amène la mort de l'animal.

Causes. — L'hérédité. L'accumulation des animaux dans des écuries mal aérées et surtout la sécrétion lactée surexcitée par une nourriture spéciale.

La phtisie a été ces temps derniers l'objet de nombreuses études. On a été amené à reconnaître qu'elle était, dans l'immense majorité des cas, le fait de la contagion. Ainsi les veaux présentent rarement des traces de phtisie à leur naissance, mais ils deviennent facilement phtisiques s'il existe dans l'étable d'autres animaux atteints de ce mal. Jusqu'à ces temps derniers, on était assez embarrassé pour reconnaître le mal au début. Heureusement, M. Nocard eut l'idée d'employer la fameuse lymphe de Kock, connue maintenant sous le nom de tuberculine, pour servir de pierre de touche à cette maladie. Il suffit, en effet, d'inoculer un peu de ce virus atténué à un animal pour qu'une fièvre intense surgisse chez lui s'il possède la moindre trace de phtisie. Par contre, il n'en ressent aucun effet s'il est sain. On appréciera toute l'importance de cette découverte en sachant qu'elle permet de reconnaître de suite et aisément tous les animaux contaminés dans une étable. En s'en débarrassant immédiatement et en n'en laissant plus entrer sans les avoir préalablement inoculés, on se trouvera à l'abri des ravages de cette triste maladie. Espérons que les chercheurs finiront par trouver un moyen de la guérir.

Traitement. — Maladie incurable visée par les lois sur la police sanitaire.

MALADIES DES ORGANES RESPIRATOIRES

SANS FIÈVRE MAIS AVEC BATTEMENTS DE FLANC

POUSSE

Dilatation anormale des vésicules pulmonaires chez les équidés.

Symptômes. — Toux sèche, quinteuse, un peu traînante, irrégularité dans les mouvements du flanc. Les côtes s'abaissent, puis s'arrêtent à moitié de leur course pour remonter un peu avant d'achever leur descente. Le même fait peut se produire en sens inverse, ainsi les côtes s'élèvent à moitié, s'arrêtent, redescendent un tant soit peu et finissent par remonter complètement. Cette irrégularité est connue dans le public sous le nom de coup de fouet, de soubresaut du flanc. Il est d'autant plus visible que l'animal est exercé et franchit rapidement une certaine distance. Lorsque la maladie est très prononcée, les naseaux sont dilatés outre mesure, un liquide spumeux s'en écoule et un sifflement spécial se fait entendre.

Causes. — Des fourrages peu nutritifs donnés en trop grande quantité, un tempérament ardent et nerveux; enfin l'hérédité.

Traitement. — Au début, usage du régime vert. Si c'est en été, l'animal est mis dans la prairie. L'hiver, on lui donne des racines et principalement des carottes. Dans tous les cas, on remplace le foin de la ration par de la paille ordinaire ou hachée. Le mal devenant apparent, on donne chaque jour un peu d'arsenic sur un morceau de pain. On commence par $0^{gr},50$, puis doublant la dose chaque quinzaine, on arrive à en donner de 6 à 7 grammes par jour.

CORNAGE

Bruit particulier que les chevaux font entendre, soit au repos, soit seulement pendant l'exercice.

Ce bruit est le symptôme d'une lésion du larynx ou de la trachée qui s'oppose à la sortie ou à l'introduction de l'air dans ces organes. Il peut cependant être déterminé par un collier trop étroit qui comprime le conduit aérien. Aussi est-il prudent, quand on suppose qu'un animal est atteint de cornage, de le faire exercer avec un collier très large.

Traitement. — Cette maladie n'est utile à connaître que parce qu'elle est rangée au nombre des vices rédhibitoires avec neuf jours de garantie.

MALADIES DES ORGANES ABDOMINAUX ET ANNEXES

Les affections dont sont atteints les viscères servant à la nutrition sont caractérisées par les symptômes suivants : bouche chaude, langue recouverte d'une sorte d'enduit grisâtre, conjonctive jaunâtre, douleur du ventre soumis à la pression. Reins insensibles, excréments tantôt durs, noirs, recouverts de pellicules blanchâtres, tantôt liquides et sanguinolents, urine foncée en couleur. Pouls vif, mais peu sensible au toucher.

MALADIES DES ANNEXES DES ORGANES ABDOMINAUX

PHARYNGITE — MAL DE GORGE

Inflammation de l'arrière-bouche, pouvant s'étendre au voile du palais, aux amygdales et, chez les solipèdes, aux poches gutturales.

Symptômes. — L'animal tient la tête tendue. Une salive abondante et filante coule de sa bouche. Les aliments ne sont avalés qu'avec une grande difficulté et, fait important à noter, les liquides ingurgités reviennent par le nez. Un jetage assez abondant, mêlé de parcelles alimentaires, se montre dès le début du mal. La pression de la gorge dénote une douleur tellement vive qu'il est impossible de se méprendre sur le siège de la maladie. Fièvre et toux plus ou moins violente.

Causes. — Refroidissement subit aussitôt après le travail. Introduction de corps étrangers, plumes, épillets de graminées dans la gorge.

Traitement. — Frictions ordinaires avec vinaigre sur tout le corps et principalement autour de la gorge. Gargarismes ainsi composés :

Feuilles de ronces........................	une poignée.
Vinaigre.................................	100 grammes.
Miel....................................	200 —
Eau.....................................	5 litres.

Faire bouillir une demi-heure et en donner à l'animal toutes les heures.

Outre la couverture destinée à la sudation, entourer la gorge d'une peau d'agneau ou, à son défaut, d'un morceau de drap.

Fumigations de vapeurs de mauves soir et matin. Durée de chaque séance, cinq minutes.

Si, après une semaine de traitement, on voyait des tumeurs se montrer sous la ganache et sur les parotides, on devrait les recouvrir d'une couche épaisse d'onguent vésicatoire.

Régime. — Diète. Boissons tièdes. Avoine cuite à la convalescence.

GASTRITE AIGUE

Inflammation violente de l'estomac.

Symptômes : 1° *Solipèdes.* — Abattement profond, refus des aliments, bouche chaude, brûlante. Coliques intermittentes; envie de mordre; muqueuses d'un rouge vif, conjonctives jaunâtres; ventre relevé, flanc cordé; excréments durs, rares, marronnés; urine peu abondante et trouble. Reins inflexibles, fièvre violente.

2° *Ruminants.* — Mêmes symptômes que précédemment auxquels il faut ajouter la sécheresse du mufle qui tend à se fendiller. Grincements de dents, quelques vomissements, et de loin en loin de la météorisation.

Causes. — Les fourrages avariés ou de mauvaise qualité contenant, par exemple, des joncs et carex. Les pailles rouillées qui n'ont pas jeté leur feu. Les eaux froides ou contenant des substances nuisibles.

Traitement. — Frictions au vinaigre avec sudation. En outre, administration à l'intérieur d'huile d'olives, 1 litre, extrait d'opium, 2 grammes. Sac contenant de la graine de foin maintenu humide et tiède sous le ventre. Lavements fréquents, boissons d'eau de son bouilli.

Traitement pour les chiens. — Purgatif à l'huile de ricin, 30 grammes. Bains d'eau de son bouilli et tiède, deux par jour; durée de chaque bain, une demi-heure.

Régime. — *Herbivores :* Diète. Paille à discrétion, avoine cuite pendant la convalescence. *Carnivores :* bouillons de veau.

ENTÉRITE AIGUE

Inflammation partielle ou générale de l'intestin.

Symptômes. — Bouche sèche, chaude, pâteuse chez

le cheval. Conjonctive légèrement jaunâtre, reins raides, flanc retroussé, coliques intermittentes; excréments durs, luisants, souvent coiffés de mucosités ou encore diarrhée. Dans tous les cas, soif ardente, pouls dur et rapide.

Chez le bœuf, le mufle est sec, la panse est dure, la rumination interrompue. Au moment des grandes douleurs, le malade fait entendre une plainte sourde et grince fortement des dents.

Causes. — Alimentation composée de mauvais fourrages. Eau trop froide ou vaseuse. Nourriture insuffisante, travaux excessifs.

Traitement. — Frictions au vinaigre avec sudation. Ensuite, purgation au sulfate de soude à dose décroissante, 500 grammes le premier jour, 400 le deuxième et 300 le troisième; sachet émollient maintenu sous le ventre ou disposé en besace sur les reins. Tisanes de carottes environ 10 litres par jour; lavements fréquents.

Régime. — Paille à discrétion. Au cinquième jour on peut donner quelque peu de foin, sauf à en augmenter la quantité à mesure que la convalescence s'accentue.

ENTÉRITE SURAIGUE — FLUX DE SANG

Mêmes symptômes que pour l'entérite aiguë, mais avec ce caractère que les matières liquides sont rejetées avec du sang, quelquefois même il est expulsé presque pur.

Traitement. — Frictions au vinaigre pendant un quart d'heure soir et matin. Ensuite, sudation; administration de 100 grammes de créoline ou cresyle en solution dans 2 litres d'eau, faire prendre à une heure d'intervalle; lavements fréquents d'eau de son bouilli, tisanes de renouée, une poignée pour 10 litres d'eau. A partir du deuxième jour on cesse la créoline à l'intérieur, mais on en met une cuiller à café dans chaque lavement; continuer les tisanes et les frictions au vinaigre jusqu'à amélioration très sensible. Ne remettre que lentement le sujet à son régime ordinaire, mais lui présenter constamment un peu de paille fraîche.

HÉPATITE — JAUNISSE

Inflammation du foie.

Symptômes. — Toutes les muqueuses apparentes et surtout la conjonctive ont une teinte jaune safranée; bouche chaude, pâteuse. Douleur à l'hypocondre droit, urines jaunes, foncées, excréments durs, jaunâtres, fièvre et affaissement général du malade; reins raides, voussés en contre-haut. Chez le bœuf, le mufle est sec et jaune, la rumination est suspendue.

Causes. — Alimentation avec des fourrages n'ayant pas terminé leur fermentation. Aliments avariés, fatigues excessives pendant les grandes chaleurs.

Traitement. — Frictions au vinaigre avec sudation. Ensuite, purgation au moyen du sulfate de soude à dose décroissante; 500 grammes, 400, puis 300 au troisième jour; lavements fréquents, tisanes de pariétaire, 10 litres par jour; sachet émollient mis en besace sur les reins, de manière à porter sur la région du foie.

Régime. — Diète. Paille à discrétion, avoine cuite pendant la convalescence.

COLIQUES

On désigne sous ce nom toutes les affections douloureuses ayant leur siège sur l'un des organes renfermé dans l'abdomen. Elles peuvent donc avoir pour point de départ l'estomac, l'intestin, le foie, les reins, la vessie, etc.

Symptômes. — Les coliques ont comme caractère distinctif des douleurs vives survenant tout à coup et se traduisant par des piétinements de l'animal qui se couche, se relève et cherche à se rouler. Ne pouvant se tenir en place, il frappe la terre du pied et regarde son flanc, l'œil s'injecte, les muqueuses se colorent en rouge et la bouche devient brûlante. Une sueur abondante recouvre la peau et dénote l'acuité des souffrances. Le pouls est dur, l'excrétion de l'urine est suspendue et les reins sont insensibles à la pression. Lorsque l'oreille appliquée contre les parois du ventre ne perçoit aucun bruit, on peut être certain que la maladie est excessivement grave. Si, au contraire, elle entend les bruits que font les gaz et liquides qui se déplacent dans l'intestin, la guérison est presque assurée. Les symptômes que nous venons d'énumérer sont communs à tout ce groupe de maladies. Il nous reste maintenant à indiquer les signes qui permettent de les distinguer les unes des autres.

Coliques par indigestion. — Météorisation du flanc droit chez le cheval et du flanc gauche chez les ruminants.

Causes. — Les fourrages dévorés avec trop de gloutonnerie et absorbés en excès. L'herbe verte des légumineuses : luzerne, trèfle, etc. Les fourrages avariés, le son donné sec ou mélangé à l'avoine, l'injection d'eau glacée, les herbes couvertes de gelée blanche.

Traitement. — Frictions au vinaigre avec sudation. Promenade au pas, administration de la préparation suivante :

Huile d'olives......................	1	litre.
Ether sulfurique...................	15	grammes.
Assa fœtida...	10	— (1).

(1) Ceux qui possèdent des chevaux feront bien d'avoir constamment chez eux 2 à 3 litres de ce remède.

Lavement : tisanes de feuilles de mélisse ou fleurs de camomille, soit 10 litres.

EMBARRAS GASTRIQUE — CHARBON BÉNIN

Coliques intestinales. Coliques rouges. Entérite suraiguë. — Ces sortes de coliques se montrent plusieurs heures après le repas. Elles sont caractérisées par des douleurs excessives et l'absence de ballonnement du ventre.

Causes. — Les mêmes que précédemment.

Traitement. — Saignée abondante, soit de 4 à 5 litres pour les grands animaux. Frictions au vinaigre avec sudation, continuées pendant une heure ou deux. Administration à l'intérieur de la préparation suivante :

Huile d'olives..........................	1 litre.
Extrait d'opium........................	2 grammes.

Lavements émollients avec eau de mauve. Tisanes de pariétaire, 10 litres dans la journée.

Régime. — Diète, paille à discrétion. Avoine cuite pendant la convalescence.

Coliques de la vessie. — L'animal trépigne, tord les reins, agite la queue et se campe pour uriner sans pouvoir y parvenir.

Traitement. — Le même que précédemment.

Coliques suites de hernies étranglées. — Réduire la hernie et donner des boissons adoucissantes.

MALADIES DES ORGANES ABDOMINAUX

SANS FIÈVRE APPARENTE NI BATTEMENTS DE FLANC

EMBARRAS GASTRIQUE

Inflammation légère de l'estomac. Maladie assez fréquente chez nos animaux domestiques.

Symptômes. — Perte d'appétit, bouche chaude, langue sédimenteuse. Dureté du flanc gauche chez les ruminants. Constipation chez les solipèdes. Reins raides au pincement. Chez les bêtes bovines, peau collée à la chair.

Traitement. — Frictions au vinaigre avec sudation pendant trois à quatre jours. Purgation au sulfate de soude à dose décroissante, soit 500, 400 et 300 grammes le troisième jour. Tisanes amères, gentiane ou petite centaurée, 10 litres par jour. Sachet émollient sur les lombes fait avec poussier de foin renfermé dans une bâche et arrosé souvent, de manière à avoir constamment une température douce et humide.

Pour les ruminants on remplace la purgation au sulfate de soude par :

Huile d'olives...................... 1 litre.
Aloès pulvérisé.................... 30 à 40 grammes,

selon la taille du malade.

Régime. — Diète. Paille à discrétion. Boissons d'eau de son.

GASTRITE CHRONIQUE

Inflammation persistante de l'estomac.

Symptômes. — Appétit dépravé. Bouche chaude, sèche, pâteuse, coliques intermittentes, constipation ou diarrhée selon les cas. Peau sèche. Poils piqués, ventre levreté, reins raides. Chez le bœuf, le mufle est alternativement sec et humide. La rumination est intermittente et l'animal cherche à manger les corps étrangers qui l'environnent, tels que linge, bois, terre, etc.

Traitement. — Frictions au vinaigre avec sudation. En outre, emploi du vert en liberté ou, à son défaut, à l'écurie, quand la saison le permet. Quand il y a impossibilité d'user de ce régime, on administre une poignée par jour, soit 80 grammes, de sulfate de soude dans les boissons. Continuer quinze jours, tisane d'écorce de saule, soit 10 litres par jour.

Régime. — Nourriture rafraîchissante. Carottes, betteraves, topinambours, avoine cuite pendant plusieurs mois.

ENTÉRITE CHRONIQUE

Inflammation persistante de l'intestin compatible avec un certain travail.

Symptômes. — Appétit irrégulier, poils piqués. Bouche chaude, conjonctive pâle, jaunâtre, ventre levreté, reins raides. Digestion laborieuse. Défécation fréquente pendant le travail. Excréments à odeur prononcée, tantôt mous, tantôt recouverts de mucus. Coliques de loin en loin. Faiblesse et amaigrissement général.

Chez les ruminants, météorisations fréquentes.

Causes. — Mauvaise nourriture ; foin vaseux rouillé ou

non fermenté. Excès de travail. Boissons de mauvaise qualité.

Traitement. — Frictions au vinaigre avec sudation, vert en liberté ou à l'étable; dans l'impossibilité de le faire, administration de 80 grammes de sulfate de soude par jour dans les boissons.

Tisane d'écorce de saule, 10 litres par jour.

Régime. — Alimentation de bonne qualité, carottes, ou betteraves, avoine cuite.

ENTÉRITE DYSENTÉRIQUE — DIARRHÉE

Inflammation de l'intestin accompagnée d'une diarrhée plus ou moins intense.

Symptômes. — Rejet par l'anus de matières liquides contenant des mucosités ou ayant un aspect graisseux, salissant la queue et les cuisses. Tristesse, perte d'appétit, soif vive, affaiblissement général du malade.

Les poulains sont atteints d'une diarrhée spéciale, dite *grise,* en raison de la couleur des matières rejetées.

Causes. — Température froide et humide. Usage d'aliments avariés ou n'étant pas suffisamment fermentés. Lait trop riche des nourrices pour les jeunes pendant la première période de leur vie.

Traitement. — Frictions au vinaigre avec sudation, afin de rétablir les fonctions de la peau arrêtées. Ensuite, administration de créoline, 100 grammes en 2 litres d'eau donnés à une heure d'intervalle, ou 2 grammes d'extrait d'opium dans 1 litre de tisane. Lavements fréquents d'eau de mauve. Tisane d'écorce de saule ou de renouée, 10 litres par jour. Chez le bœuf, on donne avec avantage, amidon 500 grammes en suspension dans 2 litres d'eau tiède, continuer deux jours de suite, ou créoline comme il est dit précédemment. Aux poulains atteints de diarrhée grise, on fait prendre 60 grammes de tartroborate de potasse en solution dans 10 litres de tisane de renouée.

Pour les jeunes veaux, on supprime une partie de la ration de lait et on donne 10 grammes de magnésie calcinée dans 1 litre d'eau pendant trois jours.

Régime. — Aliments farineux en petite quantité, mais toujours cuits.

ENTÉRITE COUENNEUSE

Inflammation spécifique de l'intestin, particulière aux ruminants.

Symptômes. — Fièvre intense, coliques légères, mufle sec, météorisation intermittente, enfin, diarrhée et rejet de membranes simulant une portion d'intestin. L'entérite couenneuse est produite par un champignon nommé *dipolsporum fuscum*.

Causes. — Nourriture très substantielle recouverte de champignons microscopiques.

Traitement. — Créoline, 100 grammes dans 2 litres d'eau à donner à une heure d'intervalle. Miel et 30 grammes de soufre en poudre à prendre soir et matin. Tisanes de douce-amère, 10 litres par jour. Sachet émollient mis en besace sur les reins. Continuer la créoline à demi-dose le deuxième et le troisième jour.

Régime. — Nourriture rafraîchissante. Carottes, betteraves, avoine cuite.

MÉTÉORISATION CHEZ LES RUMINANTS

Accumulation de gaz dans la panse.

Symptômes. — Le ballonnement est tellement intense,

que le creux des flancs a disparu; au côté gauche, la
panse est tendue comme la peau d'un tambour. Respiration difficile et menace de suffocations. Marche pénible,
bouche chaude et souvent écumeuse. Pas de coliques
sérieuses.

Causes. — Ingestions de fourrages, de légumineuses
mangés avec trop de gloutonnerie. Absorption de racines,
pommes de terre, betteraves et surtout topinambours
incomplètement mâchés.

Signes d'amélioration. — Rejets d'excréments. Éruc-
tations fréquentes. Émission d'urine répétée à de fréquents
intervalles.

Traitement. — Au début, mettre deux poignées de sel
de cuisine dans un litre d'eau et faire prendre à l'animal.
Lui passer un lien de paille en travers de la bouche, à la
façon d'un mors de manière à le faire mâcher et le pro-
mener. Si la tension du ventre persiste, lui administrer
40 grammes d'ammoniaque (alcali volatil), soit la valeur
de 4 cuillers à bouche en solution dans un litre d'eau.
Enfin, si la suffocation et la chute de l'animal deviennent
imminentes, il faut pratiquer la ponction avec un trocart ou à son défaut avec un couteau. Le lieu où on doit
pratiquer l'opération est situé au flanc gauche, à trois
travers de doigt en arrière de la dernière côte et à 10 centimètres au-dessous des vertèbres ou des lombes. L'ouverture faite, on y place une canule que l'on fixe à demeure
au moyen d'une ficelle afin de permettre la sortie du gaz.
Si des matières menaçaient de boucher ce tuyau, on
devrait les repousser à l'aide d'un brin de bois flexible.
Cette opération étant toujours bénigne, on a grandement
tort d'attendre jusqu'au dernier moment pour l'exécuter.

Toute trace de météorisation ayant disparu, on retire
la canule et on panse la plaie comme toute plaie simple.

Régime. — Diète, paille à discrétion pendant un jour ou deux, boissons blanchies avec un peu de farine.

ENGOUEMENT DU FEUILLET

Accumulation de matières alimentaires dans la panse.

Symptômes. — Augmentation du volume de ce réservoir. Si on le presse avec le poing, on sent qu'il contient une grande quantité de matières dures. La rumination est suspendue et le mufle sec. Cet état peut durer plusieurs jours.

Causes. — Fourrages de mauvaise qualité. Pulpes de betteraves données en excès. Racines mangées gloutonnement.

Traitement. — Administration, l'animal étant à jeun, d'un litre d'huile d'olives contenant en suspension de 30 à 40 grammes d'aloès. Lavements. Sachet émollient sur les lombes. Tisanes de petite centaurée ou gentiane, 10 litres par jour. Renouveler la dose d'huile aloétique dans le cas où une première médication n'aurait pas déterminé la purgation.

TIC

Affection nerveuse de l'estomac.

Symptômes. — L'animal roue l'encolure et fait entendre une sorte de rot. Tantôt, pour exécuter cet acte, il s'appuie sur sa mangeoire, sa longe, le brancard de sa voiture; tantôt, au contraire, il ne recherche aucun point d'appui. Dans le premier cas, le rebord antérieur des dents est usé; dans le second, il est intact. Ce défaut est considéré comme vice rédhibitoire avec un délai de neuf jours.

Causes. — Inconnues. Se remarque fréquemment chez les chevaux nerveux qui font de longues stations à l'écurie.

L'imitation peut le déterminer. Un cheval tiqueur introduit au milieu d'animaux sains leur fait contracter ce défaut.

Traitement. — Nul, quant à la maladie elle-même. On y obvie en clouant une peau d'agneau à la mangeoire; si le tic a lieu avec usure des dents, une courroie serrant la gorge empêche également l'accès de se produire.

MALADIES INTERNES DES ORGANES ABDOMINAUX

AVEC ÉPANCHEMENTS DE SÉROSITÉ

HYDROPISIE (ASCITE)

Épanchement de liquide dans la cavité abdominale.

L'hydropisie n'est pas une maladie proprement dite, mais le symptôme d'une lésion organique. Foie, péritoine, reins ou autre organe renfermé dans l'abdomen.

Symptômes. — Développement exagéré du ventre coïncidant avec un état de maigreur plus ou moins prononcé du sujet.

En appliquant la main ouverte contre le flanc et en faisant pousser le flanc opposé, on perçoit une sensation spéciale produite par le choc du liquide épanché. Perte de l'appétit, amaigrissement général, démarche pénible et, à la fin, suffocation.

Causes. — Mal déterminées.

Traitement. — Frictions au vinaigre avec sudation. Ensuite, administration de 10 grammes d'iodure de potassium dans la tisane de pariétaire. Continuer pendant au moins quinze jours. Si l'état ne s'améliore pas, il faut faire abattre l'animal.

Régime. — Très nutritif.

CACHEXIE AQUEUSE DES MOUTONS

Appauvrissement du sang arrivé à ses dernières limites.

Symptômes. — Les veines qui rampent sur le globe de l'œil sont d'une pâleur extrême et comme noyées dans l'eau. Le malade est très faible; saisi par un membre postérieur, il se défend à peine. Bientôt sa laine tombe par plaques. Sous la ganache, symptôme caractéristique, se montre une tumeur oblongue pleine de liquide, qui porte dans le public le nom de *bouteille.* Une soif intense dévore l'animal qui cherche constamment à boire et refuse les aliments secs. La dernière période du mal survenant, une diarrhée persistante atteint le malade et précipite le dénouement.

Causes. — La cachexie est déterminée par l'absorption des œufs ou larves de distomes, qui s'attachent aux plantes des pâturages ou prairies humides. Les bergeries humides, mal aérées, en affaiblissant les animaux, les rendent plus susceptibles d'être envahis par les parasites en question.

Traitement préventif. — Dans les sols humides, manquant de chaux, on devra semer de 2 à 300 kilos de phosphate de chaux par hectare, de manière à empêcher le développement des distomes.

Ensuite, on devra aérer les bergeries et ne jamais conduire les troupeaux aux champs sans leur avoir donné un peu de foin ou paille.

Enfin, tenir constamment du sel à leur disposition.

Traitement curatif. — Boissons de feuilles de noyer, que l'on prépare de la manière suivante : on prend d'abord quelques feuilles, que l'on fait bouillir dans une quantité d'eau suffisante pour abreuver le troupeau et que l'on place au milieu de la bergerie. On y ajoute autant de fois 3 ou 4 grammes de phosphate de chaux bicalcique que l'on possède de moutons. Lorsque les animaux sont habitués à cette boisson, on augmente la quantité de feuilles de noyer, de manière à avoir une boisson brune.

En outre, on peut administrer du gland torréfié à la façon du café, réduit en poudre et salé. On devra en donner une cuiller à bouche, soir et matin, par animal.

Inutile de se préoccuper de la bouteille; elle disparaît d'elle-même si la maladie tend à la guérison. L'ouvrir pour en faire couler le liquide serait plus dangereux qu'utile.

MALADIES DES VEINES ET DES ARTÈRES

Considérations générales. — L'inflammation de la tunique des veines ou artères est caractérisée par la dureté et la suppuration de ces canaux. Le sang, arrêté dans son cours, se caille en attendant que la suppuration vienne éliminer l'obstacle. D'autres fois, les parois de ces vaisseaux distendus, amincis, forment une tumeur molle dans toutes ses parties et plus ou moins volumineuse, comme on le remarque dans les varices ou anévrismes.

PHLÉBITE — THROMBUS

Inflammation des veines. La jugulaire en est fréquemment le siège.

Symptômes. — Extravasation du sang à la suite d'une saignée ou d'une piqûre accidentelle. Formation d'une tumeur plus ou moins volumineuse, constituée par un caillot sanguin. Suppuration à la suite de cet accident et oblitération plus ou moins complète du vaisseau.

Causes. — Une saignée mal faite, l'ouverture de la peau ne se trouvant pas en face de celle de la veine. L'animal se frottant, alors que l'épingle est mise. Enfin, la maladresse de l'opérateur, qui tire la peau à lui en mettant son épingle.

Traitement. — Au début, affusion continue d'eau froide. Si le mal persiste, application d'un emplâtre de craie délayée avec du vinaigre. Si la tumeur existe encore douze heures après ce traitement, on devrait appliquer une forte couche d'onguent vésicatoire sur le mal.

La suppuration se montrant et une fistule apparaissant, on doit de suite faire des injections avec eau phéniquée à 70 grammes d'acide phénique par litre d'eau.

La phlébite peut se montrer sur d'autres veines que la jugulaire et survenir sans cause apparente. On la traite par l'onguent vésicatoire et les injections phéniquées, s'il y a fistule.

VARICES

Tumeur plus ou moins volumineuse se montrant sur le trajet des veines et provenant de la dilatation anormale de la tunique qui constitue ces conduits.

Symptômes. — Les varices se reconnaissent à leur position et à la parfaite uniformité de leur consistance; enfin à la propriété qu'elles possèdent de disparaître momentanément par le fait de la compression. Bien que toutes les veines puissent être frappées par la maladie, la saphène semble toutefois y être prédisposée, par le fait de sa position à la face interne de la cuisse et de la jambe.

Traitement. — La compression, au moyen d'une bande de caoutchouc, est le seul remède usité et susceptible de donner des résultats. En général, on ne fait aucun traitement et on continue à se servir de l'animal.

ANÉVRISMES

Tumeur se montrant sur le trajet des artères.

Symptômes. — Les anévrismes ne diffèrent des varices que par le battement, résultat des pulsations du cœur, que l'on perçoit en appliquant la main sur la tumeur. Ce symptôme est très important, car s'il n'y a pas grand inconvénient à ouvrir une varice, il n'en est pas de même d'un anévrisme. Le cas est, en effet, presque toujours mortel si on n'a pas à sa disposition du perchlo-rure de fer pour déterminer la coagulation du sang et arrêter l'hémorragie.

Traitement. — Nul chez les grands animaux. Chez les petits, on peut essayer les injections et les ligatures.

MALADIES DES ORGANES URINAIRES

Ces affections se reconnaissent, tantôt à la difficulté plus ou moins grande qu'éprouve l'animal à uriner, tantôt à une modification profonde dans la composition et la couleur du liquide rejeté.

HÉMATURIE ÉPIZOOTIQUE

Affection spéciale aux animaux de l'espèce bovine.

Le pissement de sang épizootique est fréquent en Auvergne, dans une partie de l'Allier et des montagnes du Morvan.

Symptômes. — Tristesse de l'animal. Mufle alternativement sec et humide, appétit diminué. Reins très sensibles, et, symptôme caractéristique, urine rose d'abord, puis rouge. Faiblesse graduelle de l'animal et décoloration des muqueuses apparentes.

Causes. — L'ingestion d'un champignon microscopique qui se trouve dans les prairies marécageuses où croissent un nombre considérable de carex. Non détruit par la dessiccation, le champignon en question exerce son action pendant l'alimentation d'hiver et agit aussi énergiquement sur des bestiaux qui mangent des fourrages secs que sur ceux qui sont abandonnés dans les pâtures.

Traitement préventif. — Drainer les sols humides, les défricher et modifier la nature du sol au moyen d'amendements calcaires. En attendant cette modification de culture, répandre à la volée et au printemps, au moment où la pousse de l'herbe va commencer, 2 hecto-litres de chaux fusée ou encore 2 à 300 kilos de phos-phate de chaux par hectare. Saler les fourrages suspects au moment de leur rentrée dans les fenils. Enfin, mettre chaque jour une cuiller à bouche de phosphate de chaux bicalcique par tête de bétail dans les auges servant d'abreuvoirs.

Traitement curatif. — 1° Frictions sur tout le corps avec vinaigre chaud et sudation; 2° tisanes de carvi ou cumin tenant en solution 15 grammes de salycilate de soude, 10 litres par jour; 3° avoine cuite, 5 à 6 litres par jour; continuer jusqu'à guérison.

PISSEMENT DE SANG CONGÉNITAL

Maladie affectant surtout les muletons au moment de leur naissance.

Symptômes. — Les jeunes animaux ont à peine sucé le premier lait de leur mère qu'ils deviennent tristes et se roulent sous l'influence de violentes coliques. Les muqueuses sont rouges, la conjonctive est violacée; affaiblis par la souffrance, ils ne peuvent se tenir debout. Bientôt, enfin, ils rejettent une urine rougeâtre contenant un peu de sang. En proie à de nouvelles douleurs, ils ne peuvent résister et succombent.

Causes. — Le lait irritant de la mère.

Traitement. — Avant la mise bas, soumettre la mère à un régime adoucissant; remplacer l'avoine par de la graine de lin. Si la saison le permet, donner des aliments verts très aqueux et peu nutritifs.

Les muletons atteints doivent être soumis à des fric-tions de vinaigre chaud, principalement faites sur les

reins, avec sudation, comme il a été indiqué précédemment. Enfin, le lait de la mère doit leur être donné avec
moitié de tisane de graine de lin.

CYSTITE

Inflammation de la vessie.

Symptômes. — Coliques plus ou moins vives, selon
l'acuité du mal. Rejet fréquent et en très petite quantité
d'urine. Coloration peu prononcée ou rose, dans quelques
cas, de ce liquide.

Causes. — Les coups, les chutes de l'animal, la vessie
étant pleine. L'ingestion de certaines plantes, telles que
les feuilles de chêne, de charmille, prises comme nourriture, au printemps, dans les bois.

Traitement. — Frictions au vinaigre avec sudation.
Ensuite, application d'un cataplasme émollient maintenu
tiède et très humide sur les reins. Tisanes de graine de
lin, 10 litres par jour. Boissons d'eau de son bouilli.
Lavements d'eau de mauve fréquemment répétés.

CALCULS

Petites pierres qui, formées dans les reins, tombent
dans la vessie, d'où elles cheminent dans le canal de
l'urèthre.

Symptômes. — Écoulement de l'urine s'effectuant
goutte à goutte. Vives douleurs de l'animal. Si on examine
la peau située au-dessous de l'anus, on voit le canal par
où passe l'urine gonflé et être le siège de *mouvements
ondulatoires*. En suivant ces mouvements, on arrive au
point où existe l'obstacle.

Traitement. — Frictions énergiques de pommade de

belladone le long du conduit urinaire. Le calcul ne cheminant pas, restant dans sa position, une opération devient urgente. On incise donc les tissus et on retire le calcul.

Ces affections ont comme caractère une fièvre et des coliques plus ou moins intenses.

MÉTRITE

Inflammation de la matrice, assez fréquente chez la vache, rare chez nos autres femelles domestiques.

Symptômes. — Tristesse, difficulté dans la marche, voussure des reins, coliques, signes de douleur vive du flanc quand on le presse. Tuméfaction du vagin et de la vulve et écoulement par cette ouverture d'un liquide sanieux répandant une très mauvaise odeur.

Causes directes. — Les contusions, l'avortement, le port laborieux, les manipulations mal faites lors du renversement de la matrice, enfin un état spécial de l'atmosphère contenant des germes susceptibles de provoquer une épizootie.

Causes indirectes. — La nourriture recouverte de gelée blanche. Les courants d'air perçus par la malade aussitôt après la mise bas.

Traitement. — Tenir l'animal dans une écurie propre, mais chaude. Frictions au vinaigre avec sudation. Entourer ensuite la malade d'un cataplasme de mauve ou de menu foin maintenu tiède et humide. Tisanes de graine de lin ainsi faite :

Eau............................	9 litres
Vin blanc......................	1 litre
Lin............................	1 kilo.

Faire bouillir une demi-heure, passer à travers un

linge grossier, faire boire le liquide, saler la gelée et la graine et la présenter à la bête. Injections soir et matin dans le vagin d'une bouteille d'eau tiède, dans laquelle on aura mis 15 grammes d'acide phénique ou 30 grammes de créoline. Continuer jusqu'à guérison.

Régime. — Diètes. Boissons tièdes, blanchies à la farine.

FIÈVRE LAITEUSE

Maladie frappant les femelles des ruminants quelques jours après la parturition.

Symptômes. — La malade semble endormie et appuie sa tête soit sur le sol, soit sur son épaule. L'œil est enfoncé dans l'orbite. Des frissons, des tremblements avec alternative de chaleur et de froid se succèdent sans interruption. Les mamelles sont flasques et la respiration est grande et plaintive.

Causes. — Mal déterminées. Se remarque ordinairement sur les bonnes laitières, abondamment nourries et réunies en grand nombre dans une même étable.

Traitement. — Frictions énergiques avec vinaigre chaud et sudation. Cataplasmes émollients sur les mamelles. Mulsion fréquente pour en éviter l'engorgement. Administration, à l'intérieur, de 500 grammes de sulfate de soude dans un litre d'eau afin de maintenir le ventre libre. Tisanes d'écorce de saule, 10 litres par jour. Continuer le traitement, moins le purgatif, jusqu'à guérison. Lorsqu'on craint une épizootie de fièvre laiteuse, il faut faire des injections d'eau phéniquée à 15 grammes d'acide phénique par litre d'eau dans le vagin de toutes les vaches suspectes.

RARÉFACTION DU PRINCIPE CALCAIRE DANS LES OS

GOUTTE — RACHITISME

Maladie caractérisée par l'insuffisance du principe calcaire dans les os.

Symptômes. — L'animal reste rabougri pendant la période de croissance. Ses membres sont cagneux, ses cornillons sont mobiles, son ventre est volumineux, sa peau est collée aux os et les poils qui la recouvrent sont grossiers. Lorsqu'il a atteint l'âge de trois ans, alors que le besoin de matière calcaire devient moins impérieux, les choses changent, le sujet subit une poussée de croissance assez rapide, les os se consolident et il finit par atteindre une taille peu différente des autres animaux.

Causes. — Le manque de calcaire dans les aliments qui constituent sa nourriture. Cette maladie ne se remarque, en effet, que dans les sols granitiques ou siliceux dépourvus de chaux.

Traitement. — Introduire un principe calcaire dans les sols qui en sont dépourvus. En attendant que les améliorations aient produit leurs effets, mettre chaque jour dans l'auge une cuiller à bouche de superphosphate de chaux bicalcique pour chaque animal. Enfin, donner constamment de 1 à 2 litres de grain et de préférence du seigle aux jeunes animaux.

MALADIES INTERNES

AFFECTANT L'ORGANISME ENTIER

Ces affections qui attaquent le sang, le système nerveux, enfin toute l'économie animale, sont caractérisées par une fièvre violente, un abattement ou une surexcitation extraordinaire. Elles sont le fait d'un empoisonnement général, produit soit par des champignons, soit par une invasion de parasites dont la ténuité a échappé en partie, jusqu'à ces temps derniers, aux investigations de la science.

FIÈVRE CHARBONNEUSE

Maladie contagieuse occasionnée par des infiniment petits de l'ordre des bactéries.

Symptômes. — L'animal semble anéanti par la souffrance, des tremblements partiels se montrent sur son corps. Sa respiration est bruyante, des matières blanchâtres et rousses mais spumeuses s'écoulent de ses naseaux. Il se couche et se relève à chaque instant en poussant des plaintes qui accusent la douleur vive qui l'accable. La colonne dorso-lombaire est très flexible et la conjonctive est rouge, livide dans la majorité des cas. La peau sèche, collée aux os, fait entendre un bruit de crépitation quand on la tire à soi. Chez tous les animaux, la fièvre est ardente.

Causes. — La contagion. Il résulte des travaux de M. Pasteur que les germes des bactéridies existant dans le cadavre peuvent être remontés à la surface du sol par les vers de terre. Ils s'attachent alors à l'herbe et s'ils sont déglutis avec celle-ci par un animal sain, ils se développent dans son organisme et lui communiquent ainsi ce mal terrible. Les bactéries du porc ne ressemblent pas à celles des autres animaux, bien que leur évolution s'effectue de la même façon.

Traitement préventif. — Enfouir dans un lieu spécial les animaux morts de la fièvre charbonneuse. Les incinérer ou tout au moins les recouvrir de goudron ou de chaux vive. Dans les localités où règne ordinairement cette maladie, on doit inoculer les animaux sains avec du virus atténué que l'on peut se procurer, soit au laboratoire de M. Pasteur, soit chez la plupart des vétérinaires. Le mode d'inoculation est simple. Le virus atténué étant placé dans une petite seringue, on pratique une injection sous la peau. Le lieu choisi pour cette opération est généralement la face interne des cuisses ou le dessous de la queue, car ces points présentent une peau mince et non recouverte de poils.

Traitement curatif. — Lorsque la maladie atteint un animal non inoculé, il faut user du traitement suivant:

> Huile phosphorée................ 70 gouttes.
> Huile d'olives................... un demi-litre.

Bien mélanger et donner matin et soir. Continuer jusqu'à ce que le mal paraisse s'amender. Frictions au vinaigre avec sudation. Tisanes de reine des prés ou d'écorce de saule, 10 litres par jour.

Régime. — Avoine cuite quand l'appétit commence à renaître.

CHARBON SYMPTOMATIQUE

Fièvre charbonneuse avec éruption de tumeurs plus ou moins volumineuses sur diverses parties du corps.

Symptômes. — Semblables au début à ceux de la fièvre charbonneuse, mais se calmant aussitôt qu'apparaissent les tumeurs et reprenant leur gravité si les abcès tendent à disparaître. Ces tumeurs se distinguent aisément de celles qui pourraient se montrer à l'état ordinaire en ce qu'elles font entendre quand on les presse un bruit de crépitation spécial. Leur volume est très variable, elles atteignent, dans certains cas, des dimensions considérables. Leur siège est loin d'être fixe. Le plus ordinairement, elles se montrent sous la peau, mais on peut les rencontrer sous la langue et même dans le gros intestin.

Cause. — La contagion agissant en tous points comme pour la fièvre charbonneuse.

Traitement préservatif. — Inoculation, mais faite dans d'autres conditions. En effet, une seule goutte de ce virus mis sous la peau déterminerait de suite des engorgements redoutables. Il faut donc, muni d'une seringue spéciale, introduire le virus directement dans le sang.

Traitement curatif. — Même traitement interne que pour la fièvre charbonneuse. Frictions des tumeurs avec le liniment ammoniacal. Pansements des plaies qui résultent de la chute de l'escarre avec l'eau phéniquée à 70 grammes d'acide phénique par litre d'eau.

LE ROUGET

Maladie de nature charbonneuse affectant les porcs. Ainsi nommée parce que le corps de l'animal malade présente des plaques rouges sur divers points.

Cause. — La contagion ayant lieu par le contact ou par le fait de germes microbiens transportés par l'air. La maladie, rare en hiver, se montre surtout pendant l'été et l'automne.

Symptômes. — Une fièvre ardente saisit tout à coup

l'animal. Il paraît stupéfié, refuse toute nourriture, se maintient couché et ne se lève que très difficilement. Bientôt apparaissent sur diverses parties de la peau des taches rouges un peu violacées. Petites au début, elles s'étendent rapidement de manière à couvrir une partie des téguments. Le mal empire très vite et après deux ou trois jours, et quelquefois moins, l'animal succombe, empoisonné par le virus.

Traitement préventif. — Quand le mal sévit dans une localité, il faut isoler les animaux d'une manière complète. Ne pas les conduire aux champs et encore moins aux foires. Tenir constamment dans leur logis une ou deux assiettes renfermant de l'acide phénique impur. Son dégagement anéantit les microbes qui pourraient être importés par l'air. Mais le meilleur des traitements préventifs est fourni par l'inoculation du virus atténué. Cet agent est fourni à bas prix par l'institut Pasteur. Il en existe de deux sortes. L'un faible, premier vaccin; l'autre plus fort, deuxième vaccin. Le tout est envoyé dans des tubes parfaitement étiquetés.

Muni d'une seringue Pravaz, on aspire une très faible quantité du premier vaccin. Le porcelet étant maintenu couché, on introduit l'aiguille de la seringue sous la peau de la cuisse droite de l'animal côté interne, et on pousse légèrement le piston, de manière à laisser s'écouler une forte goutte du liquide vaccinifère. Douze jours après, on recommence l'opération sur la face interne de la cuisse gauche, mais cette fois-ci avec du deuxième virus. Il est bien important de ne pas se tromper, car si le deuxième virus était employé dès le début, il pourrait tuer les porcelets. Une légère fièvre suit les inoculations, mais elle se dissipe bientôt et les animaux sont pendant un an et plus à l'abri du mal.

Voilà la méthode. Elle réussit admirablement sur les jeunes de deux à quatre mois. Malheureusement, elle ne peut pas, jusqu'alors, être employée sur ceux qui sont plus âgés. En effet, l'institut Pasteur déclare que l'inoculation, à cette période de la vie, est presque toujours mortelle.

Il est cependant bien intéressant de sauver les porcs adultes qui n'ont pas été vaccinés. Le traitement suivant nous a donné quelques succès : lotions suivies de frictions énergiques et prolongées, avec l'eau ammoniacale (alcali 100 grammes, eau 1 litre), administration à l'intérieur d'huile phosphorée, soit 2 gouttes données d'heure en heure, de manière à atteindre 24 gouttes par jour, pour un porc de 100 à 150 kilos. Réduire la quantité si l'animal est plus petit. L'huile phosphorée se donne dans un peu d'huile d'olives. S'il est impossible de faire prendre quelque chose au malade, on lui donne le remède en lavements, alors on réduit de moitié la dose d'huile phosphorée.

Lorsque cette maladie a exercé ses ravages sur une porcherie, il est nécessaire, si on ne veut pas voir le mal renaître de ses cendres, d'enfouir les cochons morts dans un lieu désert et de les recouvrir de chaux. Le mieux serait même de les brûler en les mettant sur un bûcher et en les arrosant d'un peu de pétrole. Ceci fait, on doit désinfecter le tect à porcs. Pour cela, on fait gratter les murs et les planchers, puis on les fait laver à la chaux vive et badigeonner ensuite. Afin de détruire les germes qui auraient pu se réfugier dans les solives, planches ou portes, on fait dégager de l'acide sulfureux dans le local préalablement bien calfeutré (1).

Régime. — Très bonne nourriture.

(1) Un médecin du Limousin assure avoir préservé des porcs adultes par une injection sous la peau de quelques grammes de glycérine. Ce remède peut être essayé sans danger.

Ces trois affections sont régies par la loi qui traite de la police sanitaire. (Voir à la fin du Manuel.)

TYPHUS

Maladie contagieuse spéciale aux ruminants, déterminée par un infiniment petit, non déterminé jusqu'alors.

Symptômes. — Somnolence continuelle. Si on excite l'animal et qu'il sorte de sa torpeur, sa tête s'affaisse et tremble sur ses épaules, ce qui produit un bruit caractéristique dit bruit de chaîne. Les larmes purulentes qui s'écoulent des yeux corrodent la peau du chanfrein. L'animal pousse en avant, mais ne peut marcher sans tomber. L'appétit est nul, la rumination est suspendue; la respiration est anormale, en effet, l'inspiration est longue tandis que l'expiration est courte. Les battements du cœur tumultueux sont excessifs et se distinguent lorsqu'on examine le côté gauche de la poitrine. Si on ouvre la bouche de l'animal on y voit des tubérosités dures ou des ampoules contenant de la sérosité dont l'odeur est alliacée. Enfin, une fièvre des plus vives vient couronner l'ensemble de ces symptômes.

Cause. — La contagion.

Traitement. — Nul. Faire appeler de suite un vétérinaire et s'entendre avec lui pour l'abatage et autres mesures prescrites par la loi que règle la police sanitaire.

LADRERIE

Maladie parasitaire exclusive au porc.

Symptômes. — Des boutons de la grosseur d'une très petite lentille se montrent sous la langue, sur la conjonctive et dans d'autres parties du corps. Ils sont clairs, luisants et faciles à distinguer. Lorsque l'économie entière est envahie, l'animal est faible, les poils se hérissent et, quand on l'excite, il fait entendre un cri rauque caractéristique, l'appétit est conservé.

Causes. — Les proglodites ou proscolex du tœnia cœlium, rendus par l'homme ou les chiens et déglutis par les porcs au milieu des excréments. L'hérédité peut également être considérée comme cause de cette affection.

Observations. — La viande est insalubre et les proscolex du cochon, autrement dit les granules de la ladrerie, ingérés par l'homme, déterminent fatalement chez lui le ver solitaire. La cuisson à 100 degrés détruit heureusement les germes.

Cette maladie est visée par la loi sur la police sanitaire.

Traitement. — Nul. La maladie est incurable jusqu'alors.

RAGE

Maladie virulente et spontanée dans les espèces canine et féline, mais se transmettant par inoculation aux autres espèces et même à l'homme.

Symptômes: Rage ordinaire. — L'expression vulgaire de chien *fou* rend très bien la physionomie du chien enragé. Il est triste, morose, ses yeux sont hagards, ses lèvres sont bleuâtres, sa langue est recouverte d'un enduit brunâtre et de sa gueule coule une écume blanche, grise. Le plus souvent, il a horreur de l'eau et ne peut prendre aucun aliment, mais ces signes sont loin d'être constants. Laissé en liberté, il erre sans but, déchire tous les animaux qu'il rencontre sur son passage et de préférence ceux de son espèce; sa voix est cassée et le hurlement qu'il pousse est caractéristique. Les symptômes varient, au reste, selon la nature des malades ; il en est qui sautent en l'air comme pour prendre des mouches qui n'existent pas, d'autres lèchent les mains de leurs maîtres et les accablent de caresses quelques instants avant les accès. En cas de doute, on peut avoir recours à l'examen par un autre chien; si le malade cherche à le mordre et que l'animal sain fuie, bien que plus fort, on peut être sûr de l'existence de la rage.

Rage mue. — Cette variété de rage est caractérisée par une sorte de paralysie des mâchoires. Les animaux qui en sont atteints ont la gueule ouverte, pleine d'écume, mais ne pouvant se fermer. Ils ne peuvent donc transmettre leur mal, bien qu'ils soient voués à la mort.

Cause. — La contagion, ayant pour agent un infiniment petit dont l'existence, longtemps soupçonnée, vient d'être révélée par les travaux de M. Pasteur.

Autopsie. — Les seuls signes caractéristiques du mal après la mort, sont : 1° l'existence de corps étrangers: paille, bois, clous, chiffons, etc., dans l'estomac; 2° l'état de vacuité de la vessie ; 3° un enduit brunâtre qui recouvre la langue. Quand on désire avoir une certitude absolue sur l'existence du mal, on inocule une parcelle du bulbe rachidien de l'animal mort à un autre animal que l'on tient en surveillance. Mais cette expérience demande à être faite par un homme de l'art.

Temps d'incubation. — Variable selon les espèces; la maladie peut se montrer six à sept jours après la morsure comme ne faire son apparition qu'après six à sept mois et même plus.

Traitement. — Presser et laver immédiatement la plaie, cautériser aussitôt que possible la blessure avec un caustique énergique, fer rouge chauffé à blanc ou acide azotique; acide phénique, chaux vive selon que l'on aura l'un ou l'autre de ces agents à sa disposition, intérieurement on fera bien de donner de 4 à 6 grammes de sulfate de cuivre en solution dans un litre d'eau. Pour l'homme, le meilleur traitement consiste dans l'inoculation faite par M. Pasteur ou ses élèves; espérons que d'ici peu elle se généralisera et pourra être utilisée pour les bêtes.

Quant aux remèdes secrets, nous les passons sous silence, bien que la tranaisie semble devoir donner des succès; mais ce traitement n'en est encore qu'à la période d'expérimentation.

La rage rentre dans les maladies inscrites dans la loi qui concerne la police sanitaire. (Voir à la fin du Manuel.)

MALADIE DES CHIENS

Affection générale parasitaire non contagieuse attaquant la plupart des jeunes chiens.

Symptômes. — Fièvre, perte de l'appétit, faiblesse générale du sujet, jetage mucoso-purulent, blanc ou verdâtre par les narines, yeux larmoyants, paupières recouvertes de chassie.

Complications. — Ulcères de l'œil, inflammation de l'intestin ou du poumon; attaques assez fréquentes de chorée ou danse de Saint-Guy, partielle ou générale.

Traitement. — Frictions au vinaigre avec sudation. laver les narines et les yeux avec eau de plantain, sétou sur le cou; administration à l'intérieur, et en une seule fois, d'une prise de turbith minéral, sous-sulfate de mercure, soit 0^{gr},25 pour un chien de taille moyenne; diminuer ou augmenter la dose selon la grosseur. Ce médicament peut être incorporé avec une substance recherchée par l'animal; viande, beurre, fromage, etc.

Régime. — Petit lait ou bouillon fait avec des jarrets de veau; promenades fréquentes à la campagne.

BOITERIES

Les boiteries jouent un rôle tellement important dans la médecine vétérinaire que nous avons cru devoir les distraire des maladies auxquelles elles se rattachent pour en traiter à part.

Tout arrêt de travail chez nos animaux domestiques constitue une perte sérieuse pour ceux qui les emploient, Aussi, en indiquant aux cultivateurs les signes qui peuvent leur permettre de reconnaître les boiteries et d'y porter remède, nous pensons leur être agréables.

Les boiteries sont plus fréquentes chez le cheval que dans les autres espèces mises à notre service par le Créateur. Les travaux nombreux auxquels il est soumis, la rapidité de ses allures, comme aussi la manière de garantir son pied par la ferrure, expliquent aisément la fréquence du mal. Notre étude portera donc surtout sur cet animal; elle suffira, au reste, pour reconnaître les cas peu nombreux qui se présentent chez les autres espèces.

L'étude des boiteries peut être divisée en trois parties: 1° le membre boiteux; 2° le siège de la boiterie; 3° la nature du mal.

Membres boiteux. — Nos animaux peuvent être atteints, soit dans un membre antérieur, soit dans un membre postérieur comme aussi dans les deux antérieurs ou postérieurs. Enfin, dans quelques cas, la boiterie est diagonale : un membre antérieur boite ainsi que le postérieur du côté opposé.

Si certaines boiteries se reconnaissent à première vue, il en est d'autres qui déroutent souvent la sagacité des plus habiles. Il est donc d'une très grande importance pour toutes les personnes qui s'occupent du cheval de connaître les principes et signes qui permettent de les reconnaître.

Le cheval reconnu ou soupçonné boiteux doit être examiné : 1° au repos; 2° au pas; 3° au trot; 4° enfin, dans quelques cas très rares, au galop.

Examen au repos. — Lorsqu'on entre dans l'écurie d'un cheval boiteux, on doit examiner avec le plus grand soin quelle est sa position. Si sa litière est plus dérangée sous un pied que sous un autre, il y a présomption que le membre agité est le malade. Si l'appui ne se fait pas également sur les quatre pieds et que l'un soit hors de sa position normale, qu'il soit porté en avant ou en arrière, ou de côté, on doit en garder le souvenir. Quand le membre, étant soulevé, remue dans le vide, ce qui indique de la souffrance, on peut être sûr que le mal est là. Enfin, si les deux membres antérieurs sont portés en avant ou en arrière comme aussi si les postérieurs sont dans une position analogue, on peut être sûr d'avoir affaire à une boiterie de deux ou quatre membres, tel est le cas de la *fourbure.*

Examen au repos. — Avant d'examiner l'animal en mouvement, il est utile d'indiquer les signes qui décèlent les boiteries. Lorsque le cheval marche étant plein de santé et de vigueur, ses quatre membres appuient sur le sol un temps égal et progressif d'un espace égal à leurs congénères. Ainsi, si l'on examine les empreintes du pas d'un cheval sain sur le sable, on les voit également espacées. S'il est boiteux, les choses se passent différemment. En vue de diminuer la douleur, le membre malade appuie moins sur le sol que les autres, d'où une progression moindre, ce que les empreintes décèlent sûrement. Ce phénomène peut se résumer ainsi : lever plus rapide, poser hésitant.

Mais ces signes, qui ne sont pas toujours faciles à reconnaître, se trouvent appuyés par d'autres dont l'importance est très grande. Le premier consiste dans un mouvement spécial de l'encolure et de la tête qui s'effectue au moment du poser du membre. L'animal, en effet, guidé par son instinct et dans le but de diminuer d'autant le poids qui doit porter sur le membre malade, soulève la tête juste au moment où le pied boiteux porte sur le sol et l'abaisse alors que le pied sain s'appuie sur le terrain. C'est ce signe spécial aux membres antérieurs qui fait dire que les boiteries se reconnaissent plus par les mouvements de l'encolure que par l'appui des pieds.

Lorsque la boiterie réside dans les membres postérieurs, la croupe joue un rôle analogue à celui de l'encolure, mais moins démonstratif. Les mouvements se produisent, au reste, d'une façon inverse. Ainsi, si la boiterie atteint par exemple le membre postérieur droit, la croupe s'abaisse juste au moment du poser de ce membre et s'élève quand l'appui a lieu sur le postérieur gauche. Mais nous devons dire que ces signes ne sont pas caractéristiques des boiteries des membres postérieurs. En effet, ils manquent dans certains cas et principalement quand le mal réside au *grasset*.

Mais il ne s'agit pas seulement de connaître les signes des boiteries, il faut encore savoir les rendre évidents. La meilleure position à prendre pour l'observateur consiste à se placer de telle sorte que le cheval passe devant lui, revienne de face et le dépasse. De cette façon, il peut voir tous les mouvements de la croupe et de l'encolure.

Ces notions étant connues, il nous reste à examiner l'animal au pas.

Le cheval, au sortir de l'écurie, doit marcher au pas, la tête libre et non soutenue par son conducteur. On le fait passer sur un terrain doux, puis sur un sol dur et pavé. Si la boiterie est peu accentuée, il peut se faire que l'exercice ne dénote rien de saillant. On passe donc de suite à l'exercice au trot; c'est l'allure qui permet le mieux de reconnaître les boiteries.

Le trot force l'animal à développer ses mouvements en même temps qu'il détermine une battue plus forte du point d'appui. L'observateur, placé comme nous l'avons dit plus haut, doit porter l'attention la plus grande au poser de chaque membre et voir si la tête et la croupe sont bien en harmonie avec l'appui. S'il en est ainsi, il peut exister une certaine irrégularité d'allures qui ne constitue pas une boiterie proprement dite. Si l'un des membres s'appuie moins que les autres et si surtout le mouvement de la tête dont nous avons parlé s'effectue, il y a boiterie d'un membre antérieur. Si la boiterie est postérieure, la claudication se fait en arrière et souvent la croupe y participe. S'il y a hésitation sur le membre malade, on ne doit pas craindre de faire trotter le cheval jusqu'à ce qu'on ait pu constater une discordance dans les mouvements et préciser le point qui fonctionne mal.

Le membre boiteux reconnu, il s'agit maintenant de découvrir le siège de la boiterie, ce qui n'est pas toujours très facile. Nos animaux ne pouvant parler, il faut demander des renseignements à ceux qui les conduisent. Les propriétaires les donnent assez bien, mais les domestiques, de peur d'être reprimandés, en fournissent de fort mauvais. On doit donc savoir à quoi s'en tenir. Cette première enquête faite, on inspecte le membre, régions par régions, articulations par articulations. Si le mal n'est pas d'une apparence patente, telle qu'un coup de pied, une plaie ou un javart, on doit faire déferrer le cheval. Les huit dizièmes des boiteries résident dans le sabot. Nous recommandons d'autant plus ce précepte, qu'à chaque instant des propriétaires vous disent : « Mon cheval boite du boulet, nous en sommes sûrs. » Et cependant, en le déferrant, on trouve, à leur grande stupéfaction, un clou ou un morceau de verre dans la fente de la fourchette.

Lorsque le maréchal arrache les clous, il faut examiner avec soin si le cheval ne fait aucun mouvement dénotant de la douleur au moment où on retire chacun d'eux. Il est bon d'examiner aussi si la lame de ces clous ne présente pas quelque humidité, ce qui indiquerait qu'il a touché les parties vives du pied. Ce point vérifié, on saisit les tricoises et on pince la sole dans tout son pourtour, afin de reconnaître s'il n'existe pas quelques parties sensibles. Nulle trace de mal n'existant, on doit creuser jusqu'au vif avec une reinette ce petit triangle de la sole, qui se trouve à la partie postérieure et interne du pied et qui est confiné par la paroi et la fourchette, afin de s'assurer s'il n'existe pas de bleimes. Il est bon aussi d'examiner avec la reinette les points de la sole qui sont en contact avec le fer; si une teinte jaunâtre s'y remarquait, on pourrait être certain que le pied a été brûlé au moment du ferrage. On doit également vérifier la chaleur du pied et même frapper quelques coups de marteau sur la paroi, pour voir s'il ne présente aucune sensibilité. Enfin, on passe sa main autour de la couronne, afin de sentir s'il n'existe aucune trace de formes.

L'examen du pied terminé, on passe au boulet, on vérifie si l'articulation joue librement et sans que l'animal manifeste de la douleur. On examine en même temps l'état de la synoviale, dont la distension constitue les molettes. Douloureuses à l'état aigu, elles font boiter l'animal. Anciennes, devenues indolentes, elles gênent les mouvements, mais ne déterminent que rarement des boiteries. Ceci fait, on suit les tendons qui sont en arrière du canon, de manière à bien s'assurer s'ils ne présentent aucune trace d'engorgement ou encore s'ils ne -sont pas gênés dans leurs mouvements par un suros déve-loppé sur leur passage.

A partir de ce point, une description spéciale est nécessaire pour chacun des membres antérieurs et posté-rieurs.

Le genou, à moins qu'il ne soit couronné, ce qui saute aux yeux, est assez rarement malade. On peut cependant y constater, en le palpant et le faisant mouvoir, de la dou-leur et même des exostoses. Le coude, nommé oleirane en vétérinaire, est quelquefois douloureux à la suite d'une chute ou d'un coup et détermine une boiterie intense. Vient ensuite l'articulation de l'épaule, qui demande un examen sérieux. Pour une foule de gens, elle est très fréquemment atteinte. D'après nous, au con-traire, sa conformation lui permet de résister à la plupart des chutes et glissements et, sur dix cas de boiteries dites de l'épaule, il y en a bien huit qui n'ont rien à démêler avec cette région. Pour en faire l'inspection, il est bon de faire trotter le cheval en cercle et très court, tantôt sur un membre, tantôt sur un autre, comme aussi de le faire reculer afin de voir si tous ses mouvements s'effectuent bien. Ceci fait, placé bien en face du malade, on saisit l'avant-bras et on tire à soi. S'il y a douleur, le cheval s'avance sur l'opérateur, sinon il retire le membre. Il faut bien faire attention de ne pas opérer la traction, comme on le fait souvent, sur le boulet, car si le tendon était malade, la douleur le ferait avancer également.

Membre postérieur. — Le jarret fatigue énormément, soit que l'animal ébranle de lourdes charges, soit qu'il les retienne sur des parties déclives; il faut donc l'examiner avec attention. On constate tout d'abord s'il joue librement et n'est pas entravé dans ses mouvements par des tumeurs molles ou dures. Les tumeurs molles, nommées encore vessigons, se remarquent en deux points principaux à la partie antérieure et interne du jarret. Puis, en arrière, entre la corde du jarret et le tibia. Le premier, ordinairement moins gros que les autres, est plus grave et occasionne de fréquentes boiteries.

Les tumeurs dures sont constituées par l'éparvin et la courbe. L'éparvin est une plaque osseuse qui se remarque à la face interne de l'articulation du jarret et qui, ayant déterminé la soudure des petits os, nuit à leur jeu, d'où une boiterie plus ou moins intense. La courbe, qui est beaucoup moins grave, se trouve à la partie inférieure et externe du tibia, dont elle est une dépendance anormale. Elle ne détermine de la boiterie que si son volume est exagéré.

Au-dessus du jarret, on trouve le grasset (articulation femoro-rotulienne). Là encore, les mouvements s'exercent d'une façon énergique. Aussi n'est-il pas rare de voir une tumeur plus ou moins considérable développée par le fait d'une accumulation de synovie. La rotule, qui se trouve en ce point, peut aussi être déplacée à la suite d'efforts, d'où une boiterie plus ou moins intense, que l'on reconnaît en ce que le cheval exercé au trot traîne le pied du membre malade.

Arrivons maintenant à l'articulation coxo-fémorale, qui est le siège des boiteries de la hanche. Hâtons-nous de dire que, vu la solidité des ligaments et autres moyens de contension, elles sont excessivement rares, quoi qu'en dise le public. On les reconnaît, tantôt à une dépression, tantôt, au contraire, à une augmentation de volume des muscles qui sont en ce point. Quand ces symptômes n'existent pas, il est permis d'attribuer au mal un siège différent.

Dans quelques cas, heureusement rares, l'animal traîne ses pieds de derrière et a l'air d'osciller en avançant. Le mal réside alors dans les reins, soit qu'il y ait une congestion en ce point, par suite d'accident, ou par le fait d'une alimentation trop nutritive. Dans tous les cas, le mal est facile à reconnaître.

Le membre malade étant reconnu, le point où siège le mal étant établi, il nous reste à étudier la nature de la maladie et à en déduire le traitement.

Boiterie de l'épaule. — Déboîtement des os ou mieux tiraillement des muscles ou tendons qui se trouvent dans cette région.

Symptômes. — Au repos, le membre se trouve porté en avant. Nos ancêtres disaient : « Le cheval montre le chemin de saint Jacques. » Douleur plus ou moins sensible au palper, veines apparentes. Si on tire sur le bras, l'animal, pour atténuer la souffrance qu'on lui occasionne, vient sur l'opérateur. Mis en marche, il exécute avec son membre un demi-cercle, ce qui constitue l'action de faucher. En outre, si on le fait marcher un certain temps,

il boitera moins à la fin de l'exercice qu'au commencement.

Causes. — Chute ou effort du cheval en se levant,
glissade pendant l'exercice.

Traitement. — Tenir le sujet aussi immobile que possible et lui faire de suite trois frictions, dont une par
jour, de liniment irritant. Grâce à ces moyens combinés,
les boiteries disparaissent lentement. Quand on commence à s'en servir, il est bon de le ménager un certain
temps.

Boiteries du genou. — Les boiteries du genou ont
des causes diverses et nombreuses. Tantôt ce sont des
exostoses qui, développées à son pourtour, en gênent
les mouvements. D'autres fois, l'articulation douloureuse,
par le fait d'une arthrite, en rend la flexion fort difficile.
Le tendon situé en arrière du genou peut aussi s'enflammer,
d'où boiterie. Enfin, cas assez fréquent, la peau peut être
déchirée par suite d'une chute. Lors de cet accident,
deux cas peuvent se présenter : 1° La peau seule est
intéressée. L'animal est taré, mais il continue son service sans être trop exposé à de nouvelles chutes; 2° La
peau est déchirée, ainsi que les tissus sous-jacents. Au
moment de la cicatrisation, la cicatrice devient adhérente
et amène un défaut d'aplomb, car le genou se trouve
porté en avant. Le cas est grave et les rechutes sont imminentes.

Causes. — Les boiteries du genou sont produites par
un travail excessif ou par la maladresse du conducteur
qui, laissant dormir son cheval, ne le stimule pas en
temps voulu, d'où sa chute.

Traitement. — Variable selon les cas. Aux exostoses,
on oppose une application d'onguent fondant de Girard
au sublimé corrosif. Dans l'arthrite, l'inflammation du

tendon et le couronnement, on use de frictions avec un
liniment irritant. En général, on en fait trois, dont une
par jour. Cette médication réussit admirablement sur les
chevaux couronnés, car elle resserre la peau, diminue la
grandeur de la cicatrice et fait repousser une partie des
poils.

Boiterie de la hanche ou mieux de la cuisse. —
Cette boiterie est beaucoup plus rare qu'on ne le suppose,
car les moyens d'attache du fémur au coxal sont tellement solides qu'il faut un effort extraordinaire pour en
amener, sinon la rupture, tout au moins la distension.

Symptômes. — Ils sont caractérisés par une dépression des muscles de cette région, qui va jusqu'à l'éma-
ciation si le mal est ancien. Si on fait marcher l'animal,
il traîne le membre et semble abaisser la hanche. L'appui
très léger s'effectue en pince. Quant à l'action de reculer, elle est impossible, l'animal traîne son membre sans
pouvoir l'appuyer.

Traitement. — Le traitement de cette boiterie est
incertain et long. La première condition à remplir est
de laisser le sujet à l'écurie dans un état d'immobilité
presque complet pendant un mois. Au début du mal, on
fait trois frictions, dont une par jour, avec un liniment
irritant, dans le but de dériver la douleur et de faciliter
la soudure des parties lésées.

Boiterie du grasset. Articulation fémoro-tibiale.
— Cette articulation fatiguant beaucoup est le siège de
très fréquentes boiteries. Les efforts violents dans la traction, dans le saut, les glissades en avant et en arrière,
l'atteignent principalement.

Symptômes. — Lorsqu'il y a douleur, inflammation
et enflure de la partie, le siège du mal est facile à reconnaître. Mais il n'en est pas toujours ainsi; bien souvent,

nulle trace de lésion apparente n'existe. On doit alors faire exercer l'animal. Si le membre avance moins que son congénère et si surtout la pince traîne sur le sol, on peut être assuré que le mal réside dans cette articulation. Certaines fois, la boiterie est intermittente, paraît et disparaît dans l'espace d'une minute. Si on examine alors avec attention la rotule, si même on appuie légèrement la main sur cet os, tout en faisant avancer le cheval, on sent qu'il se déplace et revient de lui-même à sa position première.

Traitement. — Dans tous les cas de boiterie du grasset, on doit mettre les malades au repos pendant environ trois semaines. En outre, il est utile de faire dans cette région trois vigoureuses frictions de liniment irritant, dont une par jour. Cette indication a comme but d'amener une certaine contention par le fait de l'irritation de la peau, d'où un raccord plus facile des parties distendues.

Boiterie du jarret. — Il suffit de voir un cheval traîner un lourd fardeau ou s'élancer au galop pour être convaincu que l'articulation du jarret est sans conteste celle qui fatigue le plus. Il n'est donc pas étonnant de la voir fréquemment malade. L'arthrite, dilatations synoviales, les vessigons, les exostoses, sont les lésions qu'elle présente le plus souvent.

L'arthrite peut être le fait d'un refroidissement subit, l'animal étant en sueur ou encore s'étant livré à un travail excessif. Les coups, contusions ou piqûres ayant lésé la capsule articulaire agissent également dans ce sens. Les dilatations synoviales sont généralement indolentes, elles résultent d'une fatigue trop grande de l'articulation. Quant aux tumeurs osseuses, elles ont pour origine de grands efforts ou des contusions.

Symptômes. — Gêne sensible dans le mouvement de

l'articulation qui est bien moins ample que celui du côté opposé. Si à ce signe se joint la douleur ou la déformation des parties, le doute n'est pas permis.

Traitement. — Si la tumeur est molle, qu'elle - soit douloureuse ou indolente, on doit avoir recours aux vésicants représentés dans la pratique par une foule de noms divers portant le titre de liniments irritants. En général, on fait trois frictions, dont une par jour et on attend que la guérison apparaisse pour faire travailler le malade. Lorsque les tumeurs sont dures et surtout de nature osseuse (exostoses), on applique dessus une couche d'onguent fondant de Girard au sublimé corrosif. Le remède étant très actif, il ne faut faire qu'une seule application, sauf à recommencer un mois après. L'onguent rouge de Méré agit à peu près de la même façon. Enfin, quand le mal résiste aux divers médicaments, on peut user du feu, mis avec des cautères en pointes pour les tumeurs osseuses et avec des couteaux pour les dilatations synoviales.

Boiterie des tendons. — Les tendons, vraies cordes vivantes et inextensibles sur lesquelles tirent les muscles, participent aux efforts exagérés que fait l'animal. Par suite de ce fait, leurs fibres s'enflamment, un liquide s'en échappe et bientôt ils s'engorgent. Au début de cette lésion, ils sont douloureux et font fortement boiter l'animal, mais petit à petit le mal passe à l'état chronique, la boiterie disparaît en partie, mais le membre reste engorgé. Il a perdu par ce fait une partie de sa force et se trouve très exposé à des récidives.

Symptômes. — Lorsqu'on palpe avec soin le tendon situé en arrière du canon et surtout à sa partie supérieure, on sent un engorgement plus ou moins volumineux selon la gravité des cas. Quand on opère au début du mal, la partie est douloureuse à la pression. Mais quand le mal est passé à l'état chronique, la douleur n'existe plus, l'engorgement seul persiste. L'exercice au pas ou au trot donne peu d'indices sur le point malade, le signe maladif se rapproche de celui qui caractérise les affections du jarret, mais n'est pas spécial à la gêne des tendons. Les causes les plus ordinaires résident dans les efforts violents que fait le sujet, soit dans l'action de traîner, soit dans celle de courir.

Traitement. — Au début du mal, on doit user de bains ou de douches d'eau froide, ayant une durée de deux à trois heures par jour. Dans l'intervalle des douches, on entoure le membre de flanelle que l'on imbibe de teinture d'arnica. Si, malgré ces moyens, continués pendant huit à dix jours, l'inflammation persiste, il faut faire une friction chaque jour avec une pommade ainsi composée :

```
Iodure potassium......................... 8
Iode...  ................................. 4
Axonge................................... 32
```

Peu d'engorgements résistent à ce traitement continué une douzaine de jours. Son action étant lente, on doit attendre près d'un mois avant d'employer une autre médication. Nul effet ne s'étant montré, on peut essayer d'une application d'onguent fondant de Girard. Enfin reste le feu au fer rouge comme dernière ressource.

Boiteries du boulet. — Les boiteries du boulet sont beaucoup plus rares qu'on ne le croit. En effet, dans l'immense majorité des cas, la bouleture qui les caractérise provient d'une lésion des tendons et surtout du pied.

Lorsque les surfaces articulaires ont été froissées, il en résulte une douleur vive, qui, en passant à l'état chronique, laisse comme trace des exostoses. Les synoviales surexcitées aussi par un exercice trop violent sont fré-

quemment enflammées. Toutes ces lésions se reconnaissent au toucher et au mouvement que l'on fait exécuter
à l'articulation avec la main. Dans cette affection, le boulet se porte en avant et le cheval s'appuie sur la pince,
mais ce signe indique aussi bien les boiteries du pied
que celles du boulet.

Traitement. — Semblable en tous points à celui des
boiteries du tendon.

Boiterie du pied. — Le pied, par suite de sa struc-
ture, par le fait de son rôle dans la locomotion, est de tous
les organes locomoteurs le plus fréquemment atteint de
boiteries. Non seulement il supporte le poids de l'animal, mais il participe encore à l'effort de la traction, si
la marche s'effectuait sur une surface constamment unie,
il pourrait, sans doute, supporter ce double fardeau,
mais il n'en est rien, le chemin est souvent glissant,
d'autres fois mal uni, d'où des tiraillements, des efforts
plus intenses sur un point de l'articulation que sur un
autre. Souvent aussi, cette boîte cornée vient à être
heurtée violemment par des corps durs, d'où une inflammation plus ou moins intense qui laisse des traces peu
apparentes d'abord, mais qui ne demandent qu'une occasion pour se traduire par une boiterie. L'homme lui-
même, en appliquant sous le pied une armature de fer
dans le but de le protéger contre l'usure des routes,
provoque bien souvent des affections graves. La ferrure qui, par elle-même, est une opération brutale, le
devient encore plus quand elle est pratiquée par des
ouvriers peu intelligents et maladroits. Il nous suffira
d'indiquer, en quelques mots, la conformation du pied
pour donner à nos lecteurs une idée de la fréquence et
de la gravité des affections de cet organe si bien conformé cependant par le Créateur.

Le pied se compose, en allant du dehors en dedans, d'une boîte cornée formée par le feutrage des poils de la couronne et insensible par elle-même aux chocs extérieurs. Elle se divise, pour l'étude, en une partie circulaire que l'on voit seule quand le pied appuie sur le sol. Cette partie, que l'on nomme paroi, est plus épaisse en pince et plus résistante qu'aux talons. Elle a une épaisseur moyenne de 50 à 60 millimètres, ce qui constitue un bien petit espace pour y loger des clous. La partie inférieure du pied comprend une partie concave nommée sole et une sorte de triangle corné peu dur, divisé dans son milieu, que l'on nomme fourchette. La sole supporte tout le poids du corps au moment de la traction, mais, par suite de sa forme, elle réagit et c'est à peine si elle écarte la paroi dans ses parties postérieures et latérales. Quant à la fourchette, elle sert de tampon à la sole et empêche qu'elle ne soit brisée ou fendue dans l'acte de la traction. Ces deux parties sont les plus importantes du pied et nous y reviendrons en parlant de la ferrure et de ses accidents.

En-dedans de la boîte cornée se trouvent une grande quantité de lamelles très fines qui correspondent et s'imbriquent à de pareilles lames adhérant à l'os du pied. Cette union est tellement intime qu'il faut les efforts les plus violents pour en détruire l'adhérence.

Viennent ensuite les 3 os du pied, 1re, 2e et 3e phalanges, puis l'os naviculaire, sorte de poulie de renvoi sur laquelle glissent les tendons des muscles fléchisseurs du pied. Là, nous trouvons encore divers appareils élastiques protecteurs. Ce sont d'abord 2 cartilages solides placés sur les côtés, mais en arrière de la 3e phalange. Celle-ci appuie, en outre, sur un coussinet épais très solide et parfaitement élastique, qui atténue les chocs qui pourraient avoir lieu sur la sole et en amener l'altération. Joignez à cela une multitude infinie de nerfs, de veines et d'artères apportant la vie, la sensibilité et la nourriture à cet organe, et vous aurez une idée de la conformation admirable du pied. Malgré toutes ces précautions prises par la nature pour défendre son œuvre, le pied est le siège d'une foule de maladies : fourbure, oignons, seimes, bleimes, javart, crapaud, etc., dont nous nous sommes occupés précédemment et dont nous avons donné les symptômes et le traitement, page **61**.

Lorsque les lésions que nous venons d'énumérer ne sautent pas aux yeux, on reconnaît les boiteries du pied aux signes suivants : le boulet est ordinairement porté en avant ; le pied est plus chaud que son correspondant ; si on le frappe ou le presse avec une tricoise, l'animal signale la douleur en se défendant ; soumis à un exercice, il boite de plus en plus ; si on le fait marcher sur un terrain doux comme un pré ou du sable, il boite moins que si on l'exerce sur une route ou un sol dur ; enfin, si les membres sont portés en avant et qu'il s'avance avec peine, on doit redouter la fourbure.

Beaucoup de boiteries provenant d'une ferrure irrationnelle, nous allons, en quelques mots, poser les principes essentiels de cet art : 1° enlever bien plus de corne en pince qu'en talons ; 2° ne jamais toucher à la sole et surtout à la fourchette si on tient à éviter le rétrécissement du sabot ; 3° appliquer le fer très chaud, le laisser peu de temps sous le pied et blanchir de suite ; 4° ne jamais râper la corne de la paroi, mais la graisser deux fois par semaine avec un bon onguent de pied.

PETITE CHIRURGIE

Nous allons décrire sous ce titre les opérations les plus simples et qui peuvent être exécutées par tous les possesseurs d'animaux.

Saignée. — La saignée est une opération dont on a beaucoup abusé autrefois. Mieux instruit maintenant, on ne l'exécute que dans les maladies sérieuses. — Jadis, on saignait au printemps tous les chevaux gras ou maigres. — Une démangeaison survenait-elle à un animal : gale, dartre, etc., vite on saignait. Actuellement, on ne saigne que ceux qui, trop abondamment nourris en avoine ou en farineux, et ne faisant qu'un travail insignifiant, sont atteints de pléthore. Tel peut être le cas des bœufs qui sont conduits dans des herbages plantureux que l'on nomme embauches.

La saignée peut être faite sur toutes les veines apparentes. On la pratique ordinairement sur la jugulaire, car son conduit est gros, très visible et facile à inciser. Que l'opération ait lieu dans un point ou dans un autre, cela importe peu, car l'équilibre, dans la masse du sang, s'opère instantanément.

Le manuel opératoire pour la saignée à la jugulaire est des plus simples.

Cheval. — Le cheval étant placé en dehors de l'écurie on lui met la longe dans la bouche, un aide lui recouvre l'œil gauche avec un morceau d'étoffe ou un tablier pour qu'il ne voie pas les mouvements de l'opérateur. Celui-ci, alors, mouille les poils situés au tiers supérieur de la gouttière de la jugulaire, saisit la flamme, préalablement ouverte, de la main gauche, la tient entre le pouce et l'index pendant qu'il comprime le vaisseau avec les autres doigts. Quand il le voit bien gonflé et bien saillant, la lame de sa flamme étant bien dirigée parallèlement avec le milieu de la veine, il frappe à l'aide d'un bâtonnet tenu de la main droite, un coup sec et assez fort sur le dos de son instrument. Un jet de sang doit s'écouler aussitôt. La veine étant ouverte, on comprime la partie inférieure, à l'ouverture, avec la main, et on laisse couler le sang, dans un vase d'une capacité déterminée. Lorsqu'on en a ainsi retiré la quantité désirée, soit 3 à 4 litres pour le cheval, on appuie doucement l'index de la main droite sur l'ouverture, en même temps qu'on cesse la compression exécutée par la main gauche. Ceci fait, on prend une épingle bien piquante, on réunit avec le pouce et l'index de la main gauche les bords de la plaie, puis on les traverse par cette épingle à un millimètre et demi de chacun des bords. Il faut avoir bien soin, dans ce moment, de ne jamais tirer la peau à soi, mais bien de la maintenir dans sa position normale.

Le sang tendant encore à s'échapper au dehors, on arrête l'hémorragie en faisant, avec quelques crins, un nœud spécial qui entoure l'épingle et resserre les bords de la petite plaie. Le nœud fait, on coupe les crins qui sont trop longs et on projette un peu d'eau froide sur la blessure, mais il ne faut pas appuyer sur le vaisseau, comme on le fait trop souvent, car la moindre compression déterminerait une extravasation du sang entre la veine et la peau, ce qui occasionne le trhombus.

Dans la pratique de la saignée, il peut arriver divers incidents :

1° Après avoir frappé avec le bâtonnet, le sang ne coule pas. Le fait provient de ce que le vaisseau, étant mal gonflé, le coup n'a pas été assez fort. Il faut alors recommencer ; 2° la lame de l'instrument, n'étant pas bien en face de la veine, a glissé sur le côté ; il ne faut pas hésiter à faire une nouvelle ouverture à la peau, de manière à prendre une meilleure position ; 3° quelquefois, malgré la compression, la plaie du vaisseau étant très petite, l'écoulement du sang est insignifiant et glisse le long de la peau ; on la dit saignée baveuse. Agrandir l'ouverture par un second coup de flamme est ce qu'il y a de mieux à faire. Si cet accident était le résultat du défaut de parallélisme entre l'ouverture de la peau et de la veine, on devrait s'organiser de manière à le rétablir en faisant glisser la peau dans la position où elle était quand on a pratiqué la saignée.

Lorsque les chevaux sont trop gras ou possèdent des encolures très charnues, il est quelquefois très difficile de reconnaître la veine. On atteint le but désiré, soit en faisant comprimer le vaisseau par un aïde, soit encore en serrant l'encolure avec une cordelette. On a prétendu que ce dernier mode de faire pouvait entraîner des accidents dans le cas où l'animal s'échapperait. Il y a exagération évidente si surtout on place la ficelle de la manière suivante : une boucle étant faite à son extrémité, on la passe autour du cou en faisant glisser l'extrémité de la ficelle dans la boucle de manière à serrer le cou, puis on l'arrête en la passant sous la partie serrée. Aucun nœud d'arrêt n'existant, il suffit d'en tirer l'extrémité pour qu'elle se détende.

L'emploi de la cordelette est indispensable pour la

saignée du bœuf, et on doit la serrer jusqu'à ce que la veine soit dure et très saillante. Dans cette espèce, on arrête le sang en enlevant la ficelle et on met une épingle comme pour le cheval. Quelques praticiens se contentent même, la corde étant ôtée, de tirer la peau à eux. Il se forme alors un petit caillot qui obstrue la veine.

Les moutons réclament peu souvent la saignée, elle se pratique sur une veine qui est au-dessous de l'œil et au moyen d'une lancette. La quantité de sang à tirer est d'un verre à boire.

Chez le porc, on exécute cette opération en incisant les veines de la queue ou celles qui font saillie sur les oreilles.

Le chien se saigne à l'aide de la lancette, soit au cou, soit à la saphène qui se remarque à la face interne de la cuisse.

Lorsque la saignée demande à être faite rapidement, comme cela se produit dans les cas d'apoplexie, et que l'on ne possède pas d'instruments spéciaux, on coupe à l'aide d'un couteau l'extrémité de la queue du cheval ou du bœuf. Le résultat obtenu, on arrête l'hémorragie à l'aide d'une ligature maintenue serrée pendant deux à trois heures.

SÉTON

Le séton est un moyen dérivatif ayant comme but de déplacer le point inflammatoire et de l'attirer au lieu de l'opération.

Le manuel opératoire est simple; l'animal étant tenu en main hors de l'écurie, l'opérateur prépare une tresse en fil ayant environ $0^m,70$ de longueur. Il fait un nœud spécial à l'une de ses extrémités et l'enduit d'onguent basilicum, s'il y a lieu. Ceci fait, le séton se plaçant au poitrail, il se place à gauche de l'animal, fait lever le membre droit par un aide, puis, faisant un pli à la peau de la partie inférieure du poitrail, il la perce d'un coup sec avec la pointe de son aiguille à séton. L'animal fait alors un mouvement bientôt réprimé ; il dirige alors son instrument entre la chair et la peau, en suivant la ligne médiane, mais en ayant grand soin de ne pas piquer les muscles. Lorsqu'il a ainsi parcouru environ 0^{m},30, il donne une poussée forte sur la peau pour faire sortir son aiguille. Un aide, ou l'opérateur lui-même, glisse la mèche dans le trou de l'instrument qu'il retire en laissant le cordon en place. Il pratique alors, au moyen de deux ou trois plissements et d'un nœud pour les retenir, une sorte de boule à l'extrémité de la mèche. Une légère hémorragie survient quelquefois et cela surtout si le cheval a déjà eu quelques sétons ; on ne doit pas s'en inquiéter, il suffit, pour l'arrêter, de tirer un peu le séton à soi, ou de mettre un peu d'étoupe dans le trou inférieur pour que le sang se coagule.

Le séton placé, on doit, dès les premiers jours, glisser les doigts à plat le long de son trajet, afin d'éviter des stases de pus qui constitueraient des abcès. En général, la suppuration se montre au troisième jour, on continue les pansements en faisant mouvoir la mèche et sortir le pus. Il est bon d'en laver les ouvertures avec un peu d'eau tiède, afin d'empêcher les croûtes de s'accumuler en ces points. Si le cheval arrache le séton avec ses dents, ce qui n'est pas très rare, on en place un nouveau en faisant parcourir le trajet avec le talon de l'aiguille ou avec une brindille d'osier à laquelle on attache la mèche.

Le séjour du séton dans le trajet qui lui a été assigné ne doit pas dépasser quinze jours dans la majorité des

cas. Ce dérivatif peut s'appliquer dans diverses parties
du corps. Chez le bœuf, on le met assez fréquemment
sur les reins et chez le cheval, soit à l'épaule, soit à la
cuisse. Dans tous les cas, il doit être proscrit pendant les
chaleurs et dans toutes les maladies par altération du
sang, car il peut déterminer une gangrène, locale il est
vrai, mais souvent dangereuse et ne pouvant être arrêtée
que par des moyens violents, cautérisation au fer rouge
ou emploi d'acide phénique à 70 grammes par litre d'eau.

AMPUTATION DE LA QUEUE

L'amputation de la queue chez le cheval est une opération à laquelle se livrent tous les maréchaux. On la
pratique de la manière suivante : l'un des pieds de derrière étant saisi au boulet au moyen d'une corde qui
s'enroule autour de l'encolure et rapproche le membre
sous le ventre, on détermine le point où doit avoir lieu
la section. On sépare alors les crins et on tresse ceux de
la partie qui doit être conservée. Il reste une ligne nette
où doit agir l'instrument. Un aide tire alors sur l'extrémité de la queue pendant que l'opérateur la sectionne
au moyen d'une sorte de cisaille que l'on nomme coupe-
queue. Cet outil, très commode cependant, peut être
remplacé par une hachette ou autre instrument tranchant.
Voici comment agit alors l'opérateur : il tient son instrument sous la queue au point de section et frappe en
dessus un coup sec et fort à l'aide d'un assez lourd morceau de bois. Immédiatement deux jets de sang sont pro-
jetés au loin. On laisse l'hémorragie se continuer de
cinq à dix minutes. Ce temps expiré, on doit se mettre en
devoir de l'arrêter. Pour atteindre ce but, on fait chauffer
au rouge blanc un cautère disposé en anneau et on

cautérise le moignon de la queue. Une escarre se forme aussitôt et le sang cesse de couler. Si toutefois l'hémorragie venait à se montrer alors que l'animal est rentré à l'écurie, on l'arrêterait en faisant une ligature serrée au bout du moignon. La gangrène pouvant se montrer dans l'endroit où le sang ne circule plus, il faut enlever la ficelle 5 à 6 heures après qu'elle aura été appliquée.

Moutons.— L'amputation de la queue chez le mouton se fait dès qu'il atteint l'âge de deux à trois mois. L'opérateur met l'agneau entre ses jambes, puis la coupe à l'aide d'un sécateur au moins à $0^m,10$ de la vulve chez les femelles. Il est bon de faire glisser la peau entre les doigts de la main gauche afin de lui permettre de recouvrir le moignon.

Chiens et chats. — L'amputation de la queue chez les chiens et chats se fait comme chez le mouton. Si toutefois les chiens étaient de forte taille et qu'on puisse craindre une hémorragie, on cautériserait le bout de la queue avec un fer rouge.

AMPUTATION DES OREILLES

Chiens et chats. — La mode veut que l'on coupe les oreilles à certaines races de chiens. Lorsque l'on est fixé sur la longueur que l'on désire conserver aux oreilles, on trace une ligne séparative en coupant les poils. Ceci fait, muni de bons ciseaux ou d'un petit sécateur bien aiguisé, on tranche la peau et le cartilage en suivant la ligne tracée à l'avance. Pour faire l'opération sur l'autre oreille, on se sert de la partie sectionnée comme patron et on incise en suivant bien le tracé. Les cochers qui font ces opérations se servent de moules qui saisissent l'oreille comme le feraient les branches d'un compas. Nulle hémorragie n'étant à craindre, on se contente d'envelopper la tête de l'animal pendant quelques heures.

Cette opération est pratiquée sur le chat non pas comme affaire de mode mais parce qu'on a remarqué que ceux qui sont ainsi mutilés ne vont pas à la chasse des oiseaux ou du gibier. La rosée qui entre dans leurs oreilles les agace et les fait rentrer au logis.

BOUCLEMENT

Taureau. — Le bouclement est une opération qui consiste à fixer un anneau dans la cloison nasale du taureau dans le but de le maîtriser. Quand il est doux on se sert d'une sorte de pince qui, au moyen d'un ressort, presse simplement la cloison. Mais il est des taureaux dangereux que l'on ne pourrait conduire avec ce simple instrument. Pour ceux-ci on a recours au véritable bouclement qui se pratique ainsi : le taureau étant solidement fixé soit dans un travail, soit de toute autre façon, on lui perce la cloison nasale à son extrémité, mais de manière à ménager le mufle. Le trou peut se faire soit avec un trocart un peu gros, soit avec un emporte-pièce. On glisse dans cette ouverture un anneau brisé que l'on ferme et dont on rive la partie libre au moyen d'un petit morceau de fer doux. Enfin on place la tétière en cuir dont le montant vient se fixer à l'anneau.

Porc. — Le porc, poussé par son instinct, ne peut rester un seul instant dans un champ sans fouiller la terre pour y chercher des racines, des insectes ou de petits animaux. On conçoit dès lors quels ravages il pourrait faire dans les prairies si on n'y mettait ordre. Pour atteindre ce but on le ferre. Il y a une foule de manières d'opérer. L'animal étant couché, on lui perce le groin avec une alène en faisant l'ouverture de haut en bas. Et on y passe un fil de fer ou de cuivre de la grosseur d'une aiguille à tricoter que l'on recourbe de manière à faire deux anneaux. D'autres fois, on pratique avec ces fils de fer une sorte d'S. Enfin certains propriétaires font confectionner une petite tige de fer ayant $0^m,04$ de longueur et terminée à ses deux extrémités en fer de flèche. Tous ces moyens ont comme but de provoquer de la douleur chez l'animal quand il cherche à fouiller la terre.

CASTRATION

La castration de nos animaux domestiques arrivés à l'état adulte étant une opération grave et difficile, nous n'en parlerons pas dans ce traité, mais nous croyons cependant devoir en indiquer le manuel pour les veaux, porcs et moutons.

Veaux. — La castration des veaux s'exécute aussitôt qu'ils ont six semaines, à trois mois au plus. Cette opération, inoffensive pour eux, a l'avantage immense de les prédisposer à engraisser plus facilement, lors même qu'ils ont atteint l'âge adulte.

Le manuel opératoire est des plus simples : on couche le veau sur le côté gauche, des aides le maintiennent dans cette position et l'un d'eux tire le membre droit du côté de la tête. L'opérateur, agenouillé près de la queue, saisit les bourses de la main gauche et fait saillir les testicules. De la droite, il donne un violent coup de bistouri pouvant, sans inconvénient, intéresser la glande, mais cela d'avant en arrière. Il fait alors remonter la peau et saisit de la main gauche le testicule et de la main droite il racle le cordon comme il le ferait d'une carotte.

Après quelques secondes, la glande se trouve détachée. Il opère de même pour le second testicule. Si les veines ont été bien raclées et non incisées, il n'y a pas d'hémorragie. On laisse l'animal se relever; seulement, il faut avoir soin d'attacher la queue au moyen d'une ficelle à un surfaix passé en arrière des épaules. Quand on ne prend pas cette précaution, la queue frappe la plaie des bourses et provoque l'écoulement du sang. Si une hémorragie un peu abondante venait à se produire, on coucherait à nouveau le malade et on introduirait dans la plaie un tampon imbibé de créoline ou d'acide phénique à 32 grammes par litre d'eau. Après trois à quatre jours, la plaie se cicatrise sans exiger aucun soin.

Porcs. — L'opération chez les verrats s'exécute de la même façon, mais en ayant bien soin de racler l'énorme paquet de veines et d'artères sans les inciser. Pour les petits cochonnets qui, de loin en loin, présentent des hernies, on les fait soulever par les pattes de derrière par un aide, et on les opère ainsi qu'il vient d'être dit dans cette position. Si on reconnaissait une hernie, il faudrait faire une suture à la plaie des bourses.

Moutons. — On castre les agneaux depuis quelques jours après leur naissance jusqu'à **six mois**; il suffit que les testicules soient descendus pour que l'opération soit possible. Voici comme on procède : on fait tenir l'agneau sur le dos, de la main gauche on fait saillir les testicules et de la droite on fait une incision en travers des bourses qui fait sortir les deux glandes. Tenant le cordon de la main gauche, on tourne le testicule de la main droite jusqu'à ce qu'il soit arraché. On pourrait aussi l'enlever par raclement. Dans un certain nombre de localités, on emploie le bistournage dont le manuel réclame une certaine habileté.

6

Béliers. — Pour les béliers, on se sert du fouettage.
L'opération a lieu de la manière suivante : on lie les
quatre pattes du bélier sous le ventre, un aide lui soulève la tête qui porte contre ses jambes. L'opérateur coupe
avec des ciseaux la laine qui pourrait entourer le paquet.
Ceci fait, muni d'une ficelle très forte, plus grosse que
la mise de fouet, il exécute un double nœud semblable
de tout point à celui de la saignée. Il passe les testicules
dans l'ouverture et la fait remonter à 5 centimètres au-
dessus du paquet. Le tout étant ainsi disposé, deux
opérateurs tirent à l'aide d'un brin de bois sur chacun
des bouts de la ficelle, mais cela sans secousse et aussi
fort qu'ils peuvent. Ensuite, ils font un second nœud pour
que le premier ne se desserre pas. On coupe alors les bouts
de la ficelle et on détache le mouton. Après trois ou quatre
jours, le paquet étant noir, on l'incise à deux ou trois centimètres au-dessous du lien et on n'a plus à s'en occuper.

ABCÈS — LEUR OUVERTURE

Les abcès qui se forment dans les divers tissus de nos
animaux peuvent toujours être ouverts au moyen du fer
rouge. Ce procédé a un avantage sur la ponction par le
bistouri, en ce qu'il ne nécessite aucune injection caustique pour amener la cicatrisation de la poche de l'abcès.
Le calorique dégagé par le fer rouge suffit à cela.

Dans un abcès, il existe toujours un point plus mou
que les parties environnantes; là se trouve indiqué le lieu
de l'ouverture. On fait alors chauffer au rouge blanc
une pointe de fer coudée à 3 ou 4 centimètres de son
extrémité et on l'applique au point indiqué précédemment.
La peau de nos animaux étant épaisse, il faut quel-

quefois user de cinq à six pointes de feu avant d'obtenir
l'ouverture par où le pus s'écoule. Quand le jet diminue,
on réintroduit par le trou une pointe chaude que l'on
fait tourner un peu. Après cela, on presse la poche
avec les mains afin d'en faire sortir toute la matière puru-
lente. Sous l'influence de la cautérisation, l'abcès se cicatrise sans exiger d'autres soins.

CORPS ÉTRANGERS DANS L'ŒSOPHAGE

Lorsque nos animaux mangent sans être dérangés des
racines, betteraves, carottes ou des tubercules, etc., il
les mâchent et il n'en résulte aucun inconvénient. Mais
si on vient à les pousser, ils se hâtent de les avaler, et souvent les aliments s'engagent dans l'œsophage et restent dans
un point de ce conduit sans pouvoir avancer ou reculer.
Leur stationnement pouvant déterminer la suffocation, il
faut aviser à déloger l'obstacle. Souvent, une demi-bou-
teille d'huile d'olive introduite par la bouche et quelques
frictions au point où siège le corps étranger suffisent
pour le faire glisser. Malheureusement il n'en est pas toujours ainsi; il faut alors le saisir, si la chose est possible, entre les mors d'une forte pince et l'écraser. Ou
encore, ce que nous préférons, faire tendre la tête à
l'animal et introduire lentement de la bouche à l'œsophage un fouet flexible enduit de beurre et le gros bout
le premier. Arrivé sur l'obstacle on le repousse. Pour
peu qu'il se déplace il arrive facilement au rumen. Chez
le cheval l'accident est très rare et bien plus dangereux,
aussi doit-on avoir recours à l'ouverture de l'œsophage,
opération qui réclame les soins d'un homme de l'art.

BRULURES

Les brûlures sont rares chez nos animaux. On les traite comme la plupart des plaies, soit avec la créoline étendue d'eau, soit avec l'acide phénique impur à 30 grammes par 1000 grammes. L'important, c'est de tenir les plaies le plus possible à l'abri de l'air.

PHARMACIE VÉTÉRINAIRE

Sous ce titre, nous indiquerons le mode d'emploi des produits les plus usités et les formules de quelques pommades ou onguents qui ne sont pas toujours signalées dans le codex.

Les bains sont d'un usage très fréquent en médecine vétérinaire. Ils sont employés froids ou tièdes. Le bain froid se prend dans un réservoir ou, ce qui est mieux, dans un cours d'eau. Quand l'animal est docile et que l'on ne possède pas d'eau près des écuries, on le fait prendre dans un seau ou autre vase analogue. La durée de chaque bain doit être d'une demi-heure à deux heures. Ce temps est nécessaire pour que cette médication produise son effet et décongestionne le point malade.

Le bain émollient doit avoir une température de 35° à 40° C.

L'eau est rarement le seul véhicule, le plus souvent elle se trouve mélangée avec des mauves, du son ou autres corps dits émollients. Quand l'animal est docile e' que l'on peut rester près de lui une demi-heure de suite tout est au mieux. Souvent il n'en est pas ainsi. Voici comment on procède : on fait bouillir des mauves, du son ou au besoin du foin court. Quand ces produits sont descendus à la température voulue, on passe le pied de l'animal dans un petit sac et on le remplit avec la matière émolliente. Quelques tours de bandes peu serrés permettent de le maintenir en position. Si on craint qu'il se dérange, on l'attache à un surfaix. On le laisse ainsi pendant vingt-quatre heures, sauf à l'arroser de temps à autre avec de l'eau tiède pour lui éviter tout refroidissement.

Dans quelques cas on emploie comme bain astringent froid de la terre grasse délayée avec un peu de suie. L'animal reste assez longtemps dans ce mortier qui peut être disposé dans son écurie.

SINAPISMES

La moutarde en poudre est très souvent employée chez nos animaux, pour amener une révulsion énergique et prompte.

On la prépare de la manière suivante : on délaye la farine avec de l'eau tiède, de manière à former une pâte de moyenne consistance. Aussitôt préparée, on l'étend avec la main sur la partie où l'on désire obtenir une révulsion. Si la farine est de bonne qualité, elle détermine le larmoiement chez l'opérateur et très vite un engorgement. L'engorgement pourrait cependant manquer, par suite de non réaction chez le malade, sans que le sinapisme soit mauvais.

VÉSICATOIRES

Le vésicatoire s'emploie également pour attirer le sang dans un point fixe. Il agit plus lentement, mais plus longtemps que la moutarde. Pour peu que les poils soient longs, on doit les couper au ciseau, réchauffer un peu la partie par un bouchonnement, puis en étendre avec la main une couche de l'épaisseur d'une pièce de un franc.

Les liniments sont des sortes de vésicatoires liquides qui s'étendent également avec la main. Ils appellent une friction plus ou moins longue en raison du résultat que l'on veut obtenir.

BREUVAGES

Nos animaux ne prennent pas volontiers les médicaments; on est donc obligé de les forcer à les déglutir. Quand ils sont sous la forme liquide, on les met dans une bouteille dont on entoure le goulot avec des étoupes ou des chiffons de toile. Ceci a pour but d'empêcher le verre de se briser contre les dents et de blesser le malade. Le médicament étant préparé, on passe une longe dans la mâchoire supérieure du cheval et on lui maintient la tête élevée; pendant ce temps, l'opérateur lui passe le goulot de la bouteille entre les barres et en verse environ le quart. Si on le voit déglutir, on recommence de suite l'opération. S'il n'avale pas, on lui passe la main le long du cou et on le tient dans cette position jusqu'à ce qu'il se décide à déglutir.

Malgré toute la patience qu'on y met, il est des chevaux qui conservent le breuvage dans leur bouche. Pour ceux-là, on use d'un subterfuge. On verse le liquide dans le nez, il arrive ainsi directement dans l'arrière-gorge et pénètre de suite dans l'œsophage.

Le manuel opératoire est le même pour l'espèce bovine et ovine. Pour ces espèces, on doit tenir la tête tendue comme la tient le veau qui tète sa mère. Grâce à cette position, le liquide médicamenteux glisse dans la gouttière du réseau et arrive directement dans l'estomac proprement dit.

ÉLECTUAIRES

Les électuaires sont des mélanges de miel, de glycose ou même de mélasse avec une poudre. Les plus importants à connaître sont les mélanges de miel, une livre, et poudre de réglisse 60 grammes. Celui de kermès, employé contre les affections de poitrine composé ainsi : miel, une livre; kermès, 15 grammes. Enfin, celui d'encens ainsi formulé : miel, une livre; encens pulvérisé, deux cuillers à bouche, s'emploie contre les toux rebelles.

ÉMOLLIENTS

Cette série de médicaments renferme : la graine de lin, la farine, les mauves, le son bouilli, le foin et sa graine bouillie, etc.

LES ASTRINGENTS

Ce sont des médicaments qui resserrent les tissus; nous signalerons parmi eux l'écorce de chêne, de saule, et enfin la renouée, dont on fait des décoctions contre la diarrhée.

EXCITANTS

Nous indiquerons l'alcool camphré, ainsi composé :

Alcool 250
Camphre................................. 32

Laisser dissoudre et s'en servir après.

La teinture d'arnica se prépare ainsi :
Fleurs d'arnica.................. 80 grammes.
Alcool.......................... 1 litre.

Laisser infuser deux à trois jours avant de s'en servir.

SACHET ÉMOLLIENT

Sorte de cataplasme composé de foin fin ou même de poussier que l'on met dans un sac et que l'on arrose d'eau bouillante. Quand il est tiède, on le met sur les reins des divers animaux. Le son remplit le même but.

GARGARISMES

Les gargarismes ordinaires se font avec de l'eau salée ou encore avec :

Feuilles de ronce..	Une poignée
Vinaigre...........	1/2 verre.
Miel............................	Une livre.
Eau.............................	2 litres.

Le vinaigre est ajouté après un quart d'heure d'ébulli- tion des autres parties, soit au moment où on laisse refroidir le mélange.

BOISSONS

Les boissons les plus usitées pendant les maladies sont celles de son bouilli dans de l'eau pendant trois quarts d'heure et passée à travers un linge grossier. On en prépare également avec des betteraves cuites dans beau- coup d'eau, écrasées à la main et passées dans un linge Ces boissons sucrées sont du goût de presque tous les animaux.

LAVEMENTS

Les lavements sont composés d'eau tiède dans laquelle on a fait bouillir des mauves, guimauves, etc. Souvent, on y ajoute un verre d'huile d'olive afin de permettre aux matières de se détacher plus facilement.

BAINS

Les bains sont employés pour les petits animaux, chiens ou moutons.

Les bains d'eau de son tiède donnent de très bons résultats dans une foule de maladies. Voici comment on leur fait prendre. On remplit une sapine ou un baquet d'eau, on y met l'animal, puis on fait une fente au milieu d'une pièce d'étoffe pour leur laisser passer la tête. Ensuite on attache solidement l'étoffe autour du baquet à l'aide d'une ficelle. Quand ils se sentent pris, ils restent tranquilles et on n'a pas besoin de s'en occuper. La gale étant fréquente chez le chien, on use, pour la combattre, de bains au sulfure de potasse ainsi composés :

> Sulfure de potasse.............. 320 grammes.
> Eau........................... 10 litres.

Pour les moutons, on emploie le bain arsenical de Tessier qui se formule ainsi :

> Acide arsénieux..................... 1 kilo.
> Sulfate de fer...................... 10.
> Eau de rivière...................... 100.

Faire bouillir jusqu'à dissolution complète de l'arsenic et ajouter le sulfate de fer en solution dans l'eau tiède.

FUMIGATIONS

Les fumigations rendent de grands services dans les jetages qui sont la suite des rhumes de cerveau. Elles sont émollientes ou excitantes. Les premières se font au moyen de la vapeur de mauves, guimauves, son, graines de foin que l'on fait bouillir. Les secondes se pratiquent avec du genièvre, des feuilles de pin et le plus souvent avec de l'encens. On se sert, pour les exécuter, de l'appareil suivant : un sac de longueur ordinaire est ouvert à ses deux extrémités. La partie inférieure est tenue ouverte à l'aide d'un cerceau; l'autre possède des cordons. On la fixe à la tétière du licol ou derrière les cornes. La partie munie d'un cerceau formant entonnoir renversé est placée au-dessus du vase ou du réchaud servant à produire la fumigation. L'essentiel, c'est qu'il monte de l'air en même temps que les vapeurs ou la fumée afin d'éviter l'asphyxie.

VINS

Les vins ou cidres rendent de grands services comme reconstituant. Le plus employé est le vin de gentiane que l'on fait ainsi :

Gentiane pulvérisée........ 4 cuillers à bouche.
Vin..................... 1 litre.

Faire bouillir un quart d'heure et donner le mélange aussitôt qu'il est tiède. Les sommités d'absinthe peuvent remplacer la gentiane. La dose doit être moitié moindre.

OXYMELLITES

Les eaux aux jambes que l'on observe chez le cheval tiennent à sa constitution et ne se guérissent pas entièrement. On peut toutefois les maintenir peu apparentes en usant un jour par mois de la préparation suivante :

Sublimé corrosif	32
Noix de galle pulvérisées	64
Sulfate de zinc	125
Vert de gris	125
Miel	786

Pulvériser les sels et la noix de galle mélangés au miel, moins le sublimé que l'on incorpore seulement pendant le refroidissement de la préparation.

PATE CAUSTIQUE DE CONQUOIN

Employée contre les verrues.

Potasse caustique	4	grammes.
Savon blanc	4	—
Chaux éteinte	30	—
Eau ou alcòol, quantité suffisante.		

HUILES

Les huiles rendent de grands services en emprisonnant certains médicaments de manière à en rendre l'action lente, mais continue. La meilleure préparation contre les coliques du cheval est la suivante :

Huile d'olives	1	bouteille.
Éther sulfurique	15	grammes.
Assa fœtida	15	—

Bien mélanger.

Autre préparation contre l'embarras gastrique du bœuf.

Huile d'olives................... 1 litre.
Aloès pulvérisé.......... .... 15 à 30 grammes.

Selon la grosseur du sujet.

LINIMENTS

Liniment ammoniacal :

Alcali volatil.. .... 1 partie.
Huile d'olives...................... 4 parties.

Mélanger dans un flacon bien bouché et agiter vivement. S'emploie contre les tumeurs et surtout contre celles qui sont le fait de la piqûre d'animaux malfaisants, vipères, etc.

LINIMENT IRRITANT

Teinture cantharides..................... 100
Huile d'olives........................... 200
Goudron. 30
Bichlorure de mercure................... 3

Agiter avant de s'en servir. S'emploie contre les vessigons et autres tumeurs.

AUTRE LINIMENT PLUS ACTIF

Pétrole ordinaire................ 1 litre.
Cantharides pulvérisées.......... 25 grammes.
Bichlorure de mercure........... 4 —
Goudron................ .... 50 —

Agiter vivement avant de s'en servir.

POMMADES

Pommade camphrée :

Camphre pulvérisé....................... 32
Axonge 125

Mélanger intimement.

Pommade iodure potassium ioduré :

Prendre :

Iodure de potassium... 8
Iode... 4
Axonge ou vaseline......................... 32

Préparer d'abord la pommade et ajouter ensuite l'iode.
S'emploie surtout chez le bœuf contre les engorgements.

POMMADE AU NITRATE D'ARGENT

Azotate d'argent cristallisé................ 1
Axonge.................................... 100

Incorporer à froid.

POMMADE AU BIODURE DE MERCURE

Deutoiodure de mercure 4
Axonge.................................... 32

Incorporer.

ONGUENTS

Onguent vésicatoire.

Onguent basilicum 500
Cantharides pulvérisées................... 50
Euphorbe.................................. 60

ONGUENT FONDANT DE GIRARD

Prendre :

Bichlorure de mercure .... 8 grammes.
Térébenthine de Bordeaux....... 100 —

Incorporer à froid.

Le meilleur de tous les fondants contre les tumeurs dures ou osseuses du cheval. On peut en augmenter la force en y ajoutant un gramme de biodure de mercure.

ONGUENT DE PIED

Les onguents de pied dont l'utilité est reconnue par tous les praticiens ont des formules nombreuses. Voici celle dont nous nous servons :

```
Suif..................................  10 kilos.
Miel....  ...........................   1  —
Goudron..............................   1  —
Pétrole.....  .......................   2 litres.
```

On fait fondre sur un feu doux le suif et le miel. Puis au moment du refroidissement, qui doit avoir lieu en dehors du foyer, on ajoute le goudron et le pétrole en remuant constamment jusqu'à ce que le mélange soit intime.

MIXTURES

L'acide phénique dont nous faisons usage est impur; son mélange avec l'eau doit être fait avec soin. Une seringue qui sert à aspirer et refouler les deux liquides opère une mixture parfaite. Quand on ne possède pas cet instrument, on peut battre le liquide au moyen d'un petit balai. La créoline ou crésyle, dont l'emploi est plus facile, peut remplacer dans les cas ordinaires l'acide phénique.

VICES RÉDHIBITOIRES
ET POLICE SANITAIRE DES ANIMAUX

I. — VICES RÉDHIBITOIRES

DANS LES VENTES ET ÉCHANGES D'ANIMAUX DOMESTIQUES

Loi du 2 août 1884, promulg. au J. Off. du 6 août.

ART. 1ᵉʳ. — L'action en garantie, dans les ventes ou échanges d'animaux, sera régie, à défaut de conventions contraires, par les dispositions suivantes, sans préjudice des dommages et intérêts qui peuvent être dus s'il y a dol.

ART. 2. — Sont réputés vices rédhibitoires et donneront seuls ouverture aux actions résultant des articles 1641 et suivants du Code civil, sans distinction des localités où les ventes et échanges auront lieu, les maladies ou défauts ci-après, savoir :

Pour le cheval, l'âne et le mulet.

La morve ;
Le farcin ;
L'immobilité ;
L'emphysème pulmonaire ;
Le cornage chronique ;

Le tic proprement dit, avec ou sans usure des dents;
Les boiteries anciennes intermittentes;
La fluxion périodique des yeux.

Pour l'espèce ovine.

La clavelée; cette maladie, reconnue chez un seul animal, entraînera la rédhibition de tout le troupeau, s'il porte la marque du vendeur.

Pour l'espèce porcine.

La ladrerie.

Art. 3. — L'action, en réduction de prix, autorisée par l'article 1644 du Code civil, ne pourra être exercée dans les ventes et échanges d'animaux énoncés à l'article précédent, lorsque le vendeur offrira de reprendre l'animal vendu, en restituant le prix et en remboursant à l'acquéreur les frais occasionnés par la vente.

Art. 4. — Aucune action en garantie, même en réduction de prix, ne sera admise pour les ventes ou pour les échanges d'animaux domestiques, si le prix, en cas de vente, ou la valeur, en cas d'échange, ne dépasse pas 100 francs.

Art. 5. — Le délai pour intenter l'action rédhibitoire sera de neuf jours francs, non compris le jour fixé pour la livraison.

Art. 6. — Si la livraison de l'animal a été effectuée hors du lieu du domicile du vendeur ou si, après la livraison et dans le délai ci-dessus, l'animal a été conduit hors du lieu du domicile du vendeur, le délai pour intenter l'action sera augmenté à raison de la distance, suivant les règles de la procédure civile.

Art. 7. — Quel que soit le délai pour intenter l'action, l'acheteur, à peine d'être non recevable, devra provoquer dans les délais de l'article 5 la nomination d'experts chargés de dresser procès-verbal; la requête sera présentée, verbalement ou par écrit, au juge de paix du lieu où se trouve l'animal : ce juge constatera dans son ordonnance la date de la requête et nommera immédiatement un ou trois experts qui devront opérer dans le plus bref délai.

Ces experts vérifieront l'état de l'animal, recueilleront tous les renseignements utiles, donneront leurs avis, et, à la fin de leur procès-verbal, affirmeront, par serment, la sincérité de leurs opérations.

ART. 8. — Le vendeur sera appelé à l'expertise, à moins qu'il n'en soit autrement ordonné par le juge de paix, à raison de l'urgence et de l'éloignement.

La citation à l'expertise devra être donnée au vendeur dans les délais déterminés par les articles 5 et 6; elle énoncera qu'il sera procédé même en son absence.

Si le vendeur a été appelé à l'expertise, la demande pourra être signifiée dans les trois jours à compter de la clôture du procès-verbal, dont copie sera signifiée en tête de l'exploit.

Si le vendeur n'a pas été appelé à l'expertise, la demande devra être faite dans les délais fixés par les articles 5 et 6.

ART. 9. — La demande est portée devant les tribunaux compétents, suivant les règles ordinaires du droit.

Elle est dispensée de tout préliminaire de conciliation et, devant les tribunaux civils, elle est instruite et jugée comme nature sommaire.

ART. 10. — Si l'animal vient à périr, le vendeur ne sera pas tenu de la garantie, à moins que l'acheteur n'ait intenté une action régulière dans le délai légal, et ne prouve que la perte de l'animal provient de l'une des maladies spécifiées dans l'article 2.

ART. 11. — Le vendeur sera dispensé de la garantie résultant de la morve ou du farcin pour le cheval, l'âne et le mulet, et de la clavelée pour l'espèce ovine, s'il prouve que l'animal, depuis la livraison, a été mis en contact avec des animaux atteints de ces maladies.

Art 12. — Sont abrogés tous règlements imposant une garantie exceptionnelle aux vendeurs d'animaux destinés à la boucherie.

Sont également abrogées la loi du 20 mai 1838 et toutes les dispositions contraires à la présente loi.

II. — POLICE SANITAIRE DES ANIMAUX

Loi du 21 juillet 1881 sur la police sanitaire des animaux.

TITRE PREMIER

MALADIES CONTAGIEUSES DES ANIMAUX ET MESURES SANITAIRES QUI LEUR SONT APPLICABLES

Art. 1er. — Les maladies des animaux qui sont réputees contagieuses et qui donnent lieu à l'application de la présente loi sont :

La peste bovine dans toutes les espèces de ruminants ;

La péripneumonie contagieuse dans l'espèce bovine ;

La clavelée et la gale dans les espèces ovine et caprine ;

La fièvre aphteuse dans les espèces bovine, ovine, caprine et porcine ;

La morve, le farcin et la dourine dans les espèces chevaline et asine ;

La rage et le charbon dans toutes les espèces.

Art. 2. — Un décret du président de la République, rendu sur le rapport du ministre de l'Agriculture et du Commerce, après avis du Comité consultatif des épizooties, pourra ajouter à la nomenclature des maladies réputées contagieuses dans chacune des espèces d'animaux énoncées ci-dessus, toutes autres maladies contagieuses dénommées ou non, qui prendraient un caractère dangereux.

Les dispositions de la présente loi pourront être étendues, par un décret rendu dans la même forme, aux animaux d'espèces autres que celles ci-dessus désignées.

Art. 3. — Tout propriétaire, toute personne ayant, à quelque titre que ce soit, la charge des soins ou la garde d'un animal atteint ou soupçonné d'être atteint d'une maladie contagieuse dans les cas prévus par les articles 1 et 2, est tenu d'en faire sur-le-champ la déclaration au maire de la commune où se trouve cet animal.

Sont également tenus de faire cette déclaration tous les vétérinaires qui seraient appelés à le soigner.

L'animal atteint ou soupçonné d'être atteint de l'une des maladies spécifiées dans l'article premier devra être immédiatement, et avant même que l'autorité administrative ait répondu à l'avertissement, séquestré, séparé et maintenu isolé, autant que possible, des autres animaux susceptibles de contracter cette maladie.

Il est interdit de le transporter avant que le vétérinaire délégué par l'administration l'ait examiné. La même interdiction est applicable à l'enfouissement, à moins que le maire, en cas d'urgence, n'en ait donné l'autorisation spéciale.

Art. 4. — Le maire devra, dès qu'il aura été prévenu, s'assurer de l'accomplissement des prescriptions contenues dans l'article précédent, et y pourvoir s'il y a lieu.

Aussitôt que la déclaration prescrite par le paragraphe 1er de l'article précédent a été faite, ou, à défaut de déclaration, dès qu'il a connaissance de la maladie, le maire fait procéder sans retard à la visite de l'animal malade ou suspect par le vétérinaire chargé de ce service.

Ce vétérinaire constate, et au besoin prescrit la complète exécution des dispositions du troisième alinéa de l'article 3, et les mesures de désinfection immédiatement nécessaires.

Dans le plus bref délai, il adresse son rapport au préfet.

Art. 5. — Après la constatation de la maladie, le préfet statue sur les mesures à mettre à exécution dans le cas particulier.

Il prend, s'il est nécessaire, un arrêté portant déclaration d'infection.

Cette déclaration peut entraîner, dans les localités qu'elle détermine, l'application des mesures suivantes ·

1° L'isolement, la séquestration, la visite, le recensement et la marque des animaux et troupeaux dans les localités infectées;

2° L'interdiction de ces localités;

3° L'interdiction momentanée, ou la réglementation des foires et des marchés, du transport et de la circulation du bétail;

4° La désinfection des écuries, étables, voitures ou autres moyens de transport, la désinfection ou même la destruction des objets à l'usage des animaux malades ou qui ont été souillés par eux et généralement des objets quelconques pouvant servir de véhicules à la contagion.

Un règlement d'administration publique déterminera celles de ces mesures qui seront applicables suivant la nature des maladies.

Art. 6. — Lorsqu'un arrêté du préfet a constaté l'existence de la peste bovine dans une commune, les animaux qui en sont atteints et ceux de l'espèce bovine qui auraient été contaminés, alors même qu'ils ne présenteraient aucun signe apparent de maladie, sont abattus par ordre du maire, conformément à la proposition du vétérinaire délégué et après évaluation.

Il est interdit de suspendre l'exécution desdites mesures pour traiter les animaux malades, sauf les cas, et dans les conditions qui seraient déterminées par le ministre de l'Agriculture et du Commerce, sur l'avis du Comité consultatif des épizooties.

Art. 7. — Dans le cas prévu par l'article précédent, les animaux malades sont abattus sur place, sauf le cas où le transport du cadavre au lieu de l'enfouissement sera déclaré par le vétérinaire plus dangereux que celui de l'animal vivant; le transport avant l'abatage peut être autorisé par le maire, conformément à l'avis du vétérinaire délégué, pour ceux qui ont été seulement contaminés.

Les animaux des espèces ovine et caprine qui ont été exposés à la contagion sont isolés et soumis aux mesures sanitaires, déterminées par le règlement d'administration publique rendu pour l'exécution de la loi.

Art. 8. — Dans le cas de morve constatée et dans le cas de farcin, de charbon, si la maladie est jugée incurable par le vétérinaire délégué, les animaux doivent être abattus sur l'ordre du maire.

Quand il y a contestation sur la nature ou le caractère incurable de la maladie entre le vétérinaire délégué et le vétérinaire que le propriétaire aurait fait appeler, le préfet désigne un troisième vétérinaire, conformément au rapport duquel il est statué.

Art. 9. — Dans le cas de péripneumonie contagieuse, le préfet devra ordonner l'abatage, dans le délai de deux jours, des animaux reconnus atteints de cette maladie par le vétérinaire désigné et l'inoculation des animaux de l'espèce bovine dans les localités déclarées infectées de cette maladie.

Le ministre de l'Agriculture aura le droit de faire ordonner l'abatage des animaux de l'espèce bovine ayant été dans la même étable ou dans le même troupeau, ou en contact avec des animaux atteints de péripneumonie contagieuse.

Art. 10. — La rage, lorsqu'elle est constatée chez les animaux de quelque espèce qu'ils soient, entraîne l'abatage, qui ne peut être différé sous aucun prétexte.

Les chiens et les chats suspects de rage doivent être immédiatement abattus. Le propriétaire de l'animal suspect est tenu, même en l'absence d'un ordre des agents de l'administration, de pourvoir à l'accomplissement de cette prescription.

Art. 11. — Dans les épizooties de clavelée, le préfet peut, par arrêté pris sur l'avis du Comité consultatif des épizooties, ordonner la clavelisation des troupeaux infectés.

La clavelisation ne devra pas être exécutée sans autorisation du préfet.

Art. 12. — L'exercice de la médecine vétérinaire dans les maladies contagieuses des animaux est interdit à quiconque n'est pas pourvu du diplôme de vétérinaire.

Le gouvernement, sur la demande des Conseils généraux, pourra ajourner par décret, dans les départements, l'exécution de cette mesure pendant une période de six années à partir de la promulgation de la présente loi.

Art. 13. — La vente ou la mise en vente des animaux atteints ou soupçonnés d'être atteints de la maladie contagieuse est interdite. Le propriétaire ne peut s'en dessaisir que dans les conditions déterminées par le règlement d'administration publique prévu à l'article 5.

Ce règlement fixera, pour chaque espèce d'animaux et de maladies, le temps pendant lequel l'interdiction de vente s'appliquera aux animaux qui ont été exposés à la contagion.

La chair des animaux morts de maladies contagieuses quelles qu'elles soient, ou abattus comme atteints de la peste bovine, de la morve, du farcin, du charbon et de la rage, ne peut être livrée à la consommation.

Art. 14. — Les cadavres ou débris des animaux morts de la peste bovine et du charbon, ou ayant été abattus comme atteints de ces maladies, devront être enfouis avec la peau tailladée, à moins qu'ils ne soient envoyés à un atelier d'équarrissage régulièrement autorisé. Les conditions dans lesquelles devront être exécutés le transport, l'enfouissement ou la destruction des cadavres seront déterminées par le règlement d'administration publique prévu à l'article 5.

Art. 15. — La chair des animaux abattus comme ayant été en contact avec des animaux atteints de la peste bovine peut être livrée à la consommation, mais leurs peaux, abats et issues ne peuvent être sortis du lieu de l'abatage qu'après avoir été désinfectés.

Art. 16. — Tout entrepreneur par terre ou par eau qui aura transporté des bestiaux devra en tout temps désinfecter, dans les conditions prescrites par le règlement d'administration publique, les véhicules qui ont servi à cet usage.

TITRE II

INDEMNITÉS

Art. 17. — Il est alloué aux propriétaires des animaux abattus pour cause de peste bovine, en vertu de l'article 7, une indemnité des trois quarts de leur valeur avant la maladie.

Il est alloué aux propriétaires d'animaux abattus pour cause de péripneumonie contagieuse ou morts par suite de l'inoculation, en vertu de l'article 9, une indemnité ainsi réglée : la moitié de leur valeur avant la maladie, s'ils en sont reconnus atteints ; les trois quarts s'ils ont été seulement contaminés; la totalité, s'ils sont morts des suites de l'inoculation de la pneumonie contagieuse.

L'indemnité à accorder ne peut dépasser la somme de 400 francs pour la moitié de la valeur de l'animal, celle de 600 francs pour les trois quarts et celle de 800 francs pour la totalité de sa valeur.

Art. 18. — Il n'est alloué aucune indemnité aux propriétaires d'animaux importés des pays étrangers abattus pour cause de péripneumonie contagieuse dans les trois mois qui ont suivi leur introduction en France.

Art. 19. — Lorsque l'emploi des débris d'un animal abattu, pour cause de peste bovine ou de péripneumonie contagieuse, a été autorisé pour la consommation ou un usage industriel, le propriétaire est tenu de déclarer le produit de la vente de ces débris.

Ce produit appartient au propriétaire, s'il est supérieur à la portion de la valeur laissée à sa charge, l'indemnité due par l'État est réduite de l'excédent.

Art. 20. — Avant l'exécution de l'ordre d'abatage, il est procédé à une évaluation des animaux par le vétérinaire délégué et un expert désigné par la partie.

A défaut par la partie de désigner un expert, le vétérinaire délégué opère seul.

Il est dressé procès-verbal de l'expertise; le maire et le juge de paix le contresignent et donnent leur avis.

Art. 21. — La demande d'indemnité doit être adressée au ministre de l'Agriculture et du Commerce dans le délai de trois mois, à dater du jour de l'abatage, sous peine de déchéance.

Le ministre peut ordonner la revision des évaluations faites en vertu de l'article 20 par une Commission dont il désigne les membres.

L'indemnité est fixée par le ministre, sauf recours au Conseil d'État.

Art. 22. — Toute infraction aux dispositions de la présente loi ou des règlements rendus pour son exécution peut entraîner la perte de l'indemnité prévue par l'article 17. La décision appartiendra au ministre, sauf recours au Conseil d'État.

Art. 23. — Il n'est alloué aucune indemnité aux propriétaires des animaux abattus par suite de maladies contagieuses autres que la peste bovine et de la péripneumonie contagieuse dans les conditions spéciales indiquées dans l'article 9.

TITRE III

IMPORTATION ET EXPORTATION DES ANIMAUX

Art. 24. — Les animaux des espèces chevaline, asine, bovine, caprine et porcine sont soumis, en tout temps, aux frais des importateurs, à une visite sanitaire au moment de leur entrée en France, soit par terre, soit par mer.

La même mesure peut être appliquée aux animaux des autres espèces lorsqu'il y a lieu de craindre, par suite de leur introduction, l'invasion d'une maladie contagieuse.

Art. 25. — Les bureaux de douane et ports de mer ouverts à l'importation des animaux soumis à la vente sont déterminés par décret.

Art. 26. — Le gouvernement peut prohiber l'entrée en France ou ordonner la mise en quarantaine des animaux susceptibles de communiquer une maladie contagieuse, ou de tous les objets pouvant présenter le même danger.

Il peut, à la frontière, prescrire l'abatage sans indemnité des animaux malades ou ayant été exposés à la contagion et enfin prendre toutes les mesures que la crainte de l'invasion d'une maladie rendrait nécessaires.

Art. 27. — Les mesures sanitaires à prendre à la frontière sont ordonnées par les maires dans les communes rurales, par les commissaires de police dans les gares frontières, et, dans les ports de mer, conformément à l'avis du vétérinaire désigné par l'administration pour la visite du bétail.

En attendant l'intervention de ces autorités, les agents des douanes peuvent être requis de prêter main-forte.

Art. 28. — Les municipalités des ports de mer ouverts à l'importation du bétail devront fournir des quais spéciaux de débarquement munis des agrès nécessaires, ainsi qu'un bâtiment destiné à recevoir, à mesure du débarquement, les animaux mis en quarantaine par mesure sanitaire.

Les locaux devront être préalablement agréés par le ministre de l'Agriculture et du Commerce.

Pour se rembourser de ces frais, les municipalités pourront établir des taxes spéciales sur les animaux importés.

Art. 29. — Le gouvernement est autorisé à prescrire, à la sortie, les mesures nécessaires pour empêcher l'exportation des animaux atteints de maladies contagieuses.

TITRE IV

PÉNALITÉS

Art. 30. — Toute infraction aux dispositions des articles 3, 5, 6, 9, 10, 11, §§ 2 et 12 de la présente loi, sera punie d'un emprisonnement de six jours à deux mois et d'une amende de 16 à 400 francs.

Art. 31. — Seront punis d'un emprisonnement de deux à six mois, et d'une amende de 100 à 1000 francs :

1° Ceux qui, au mépris des défenses de l'administration, auront laissé leurs animaux infectés communiquer avec d'autres ;

2° Ceux qui auraient vendu ou mis en vente des animaux qu'ils savaient atteints ou soupçonnés d'être atteints de maladies contagieuses ;

3° Ceux qui, sans permission de l'autorité, auraient déterré ou sciemment acheté des cadavres ou débris d'animaux morts de maladies contagieuses, quelles qu'elles soient, ou abattus comme atteints de la peste bovine, du charbon, de la morve, du farcin et de la rage ;

4° Ceux qui, même avant l'arrêté d'interdiction, auront importé en France des animaux qu'ils savaient atteints de maladies contagieuses ou avoir été exposés à la contagion.

ART. 32. — Seront punis d'un emprisonnement de six mois à trois ans et d'une amende de 100 à 2000 francs :

1° Ceux qui auront vendu ou mis en vente de la viande provenant d'animaux qu'ils savaient morts de maladies contagieuses, quelles qu'elles soient, ou abattus comme atteints de la peste bovine, du charbon, de la morve, du farcin et de la rage ;

2° Ceux qui se seront rendus complices des délits prévus dans les articles précédents, s'il est résulté de ces délits une contagion parmi les autres animaux.

ART. 33. — Tout entrepreneur de transport qui aura contrevenu à l'obligation de désinfecter son matériel sera passible d'une amende de 100 à 1000 francs. Il sera puni d'un emprisonnement de six jours à deux mois, s'il est résulté de cette infraction une contagion parmi les autres animaux.

ART. 34. — Toute infraction aux dispositions de la présente loi non spécifiée dans les articles ci-dessus sera punie de 16 à 400 francs d'amende.

Les contraventions aux dispositions du règlement d'administration publique, rendu par l'exécution de la présente loi, seront, suivant le cas, passibles d'une amende de 1 à 2 francs, qui sera prononcée par le juge de paix du canton.

ART. 35. — Si la condamnation pour infraction à l'une des dispositions de la présente loi remonte à moins d'une année, ou si cette infraction a été commise par des vété-

rinaires délégués, des gardes champêtres, des gardes
forestiers, des officiers de police, à quelque titre que ce
soit, les peines peuvent être portées au double du maxi-
mum fixé par les précédents articles.

Art. 36. — L'article 463 du Code pénal est applicable
dans tous les cas prévus par les articles du présent titre.

TITRE V

DISPOSITIONS GÉNÉRALES.

Art. 37. — Les frais d'abatage, de transport, de quarantaine, de désinfection, ainsi que tous autres frais auxquels peut donner lieu l'exécution des mesures prescrites
en vertu de la présente loi, sont à la charge des propriétaires ou conducteurs d'animaux.

En cas de refus des propriétaires ou conducteurs d'animaux de se conformer aux injonctions de l'autorité administrative, il y est pourvu d'office à leur compte.

Les frais de ces opérations seront recouvrés sur un état
dressé par le maire et rendu exécutoire par le sous-préfet.
Les oppositions seront portées devant le juge de paix.

La désinfection des wagons de chemin de fer prescrite
par l'article 16 a lieu par les soins des Compagnies ; les
frais de cette désinfection sont fixés par le ministre des
Travaux publics, les Compagnies entendues.

Art. 38. — Un service des épizooties est établi dans
chacun des département, en vue d'assurer l'exécution de
la présente loi.

Les frais de ce service seront compris parmi les dépenses
obligatoires à la charge des budgets départementaux et
assimilés aux dépenses classées sous les paragraphes 1 à 4
de l'article 60 de la loi du 10 août 1871.

Art. 39. — Les communes où il existe des foires et des
marchés aux chevaux ou aux bestiaux seront tenues de
préposer à leurs frais, et sauf à se rembourser par l'éta-

blissement d'une taxe sur les animaux amenés, un vétérinaire pour l'inspection sanitaire des animaux conduits à ces foires et marchés.

Cette dépense sera obligatoire pour la commune. Le gouvernement pourra, sur l'avis des conseillers généraux, ajourner par décret, dans les départements, l'exécution de cette mesure pendant une période de six années, à partir du jour de la promulgation de cette loi.

Art. 40. — Le règlement d'administration publique rendu pour l'exécution de la présente loi détermine l'organisation du Comité consultatif des épizooties constitué auprès du ministre de l'Agriculture et du Commerce.

Les renseignements recueillis par le ministre au sujet des épizooties sont communiqués au Comité qui donne son avis sur les mesures que peuvent exiger ces maladies.

Art. 41. — Sont et demeurent abrogés les articles 459, 460 et 461 du Code pénal, toutes lois ou ordonnances, tous arrêts du Conseil, arrêtés, décrets et règlements intervenus à quelque époque que ce soit sur la police sanitaire des animaux.

Décret de 1882 portant règlement d'administration publique sur la police sanitaire des animaux.

TITRE PREMIER

POLICE SANITAIRE A L'INTÉRIEUR

CHAPITRE PREMIER. — Mesures communes à toutes les maladies contagieuses.

Art. 1er — Lorsqu'une maladie contagieuse est signalée dans une commune, le maire en informe dans les vingt-quatre heures le préfet du département et lui fait connaître les mesures et les arrêtés qu'il a pris conformément à la loi sur la police sanitaire des animaux et au présent règlement d'administration publique, pour empêcher l'extension de la contagion. Le préfet accuse réception au maire dans le même délai et prend un arrêté pour prescrire les mesures à mettre à exécution.

Les arrêtés des maires et des préfets sont transmis sans délai au ministre de l'Agriculture, qui peut prendre, par un arrêté spécial, des mesures applicables à plusieurs départements.

Art. 2. — Les arrêtés pris par le maire sont exécutoires même avant l'approbation du préfet.

Art. 3. — Dans le cas où un animal atteint ou soupçonné d'être atteint d'une maladie contagieuse meurt ou est abattu avant la déclaration, par l'article 3 de la loi sur la police sanitaire, le maire commet un vétérinaire à l'effet de constater la nature de la maladie. Le procès-verbal de constatation est remis au maire, qui en transmet sans retard une copie au préfet.

Le vétérinaire délégué chef du département est envoyé sur place, s'il y a lieu, pour vérifier les constatations de son collègue.

Art. 4. — Les cadavres ou parties de cadavres des animaux morts de maladie contagieuse ou abattus comme atteints de ces maladies doivent être conduits à l'atelier d'équarrissage, s'il s'en trouve un dans la commune.

S'il n'y a pas d'atelier d'équarrissage, le maire prescrit l'enfouissement dans le terrain du propriétaire : l'emplacement doit être agréé par le maire.

A défaut de terrain appartenant au propriétaire, l'enfouissement a lieu dans un terrain communal spécialement affecté à cet effet.

Ce terrain est entouré d'une clôture, et il est interdit d'y faire paître les animaux.

Enfin, si la commune même ne possède pas d'emplacement

susceptible d'être approprié, comme il est dit au paragraphe précédent, les cadavres ou débris de cadavres sont détruits sur place, au moyen de procédés approuvés par le Comité consultatif des épizooties, ou transportés à l'atelier d'équarrissage le plus voisin. Le transport sera effectué conformément aux indications données par le maire.

Dans le cas d'enfouissement, les fosses ont une profondeur suffisante pour qu'il y ait au-dessus du corps une couche de terre de $1^m,50$ au moins. Les cadavres sont recouverts de toute la terre extraite pour ouvrir les fosses et ne peuvent être déterrés, en tout ou en partie, sans une autorisation du préfet.

Art. 5. — Les locaux, cours, enclos, herbages et pâtures, où ont séjourné les animaux atteints de maladies contagieuses, doivent être désinfectés. Les mesures de désinfection sont déterminées, sur l'avis du Comité consultatif des épizooties, par des instructions ministérielles.

Art. 6. — Il est interdit, sous aucun prétexte, de conduire, même pendant la nuit, aux abreuvoirs communs, les animaux atteints de maladies contagieuses et ceux qui ont été exposés à la contagion. Cette interdiction s'applique même aux animaux dont la circulation a été permise exceptionnellement.

Art. 7. — Dans tous les cas où il est ordonné de marquer les animaux, la marque est faite sur la joue gauche.

Il est interdit d'apposer sur **cette joue** aucune autre marque.

CHAPITRE II. — **Mesures spéciales à chacune des maladies contagieuses.**

SECTION PREMIÈRE

Peste bovine.

Art. 8. — Lorsque la peste bovine est constatée dans une commune, le préfet prend un arrêté portant déclaration d'infection soit d'une partie seulement de la commune, dont l'arrêté détermine exactement le périmètre, soit de la commune tout entière, soit même, s'il y a lieu, des communes voisines.

Art. 9. — L'arrêté est affiché et publié dans les communes où la déclaration d'infection a été prononcée et dans les communes comprises dans un rayon de 20 kilomètres autour d'elles.

En outre, les écriteaux portant les mots « peste bovine, » sont apposés sur des poteaux plantés à l'entrée des chemins conduisant aux communes infectées et des locaux où la maladie a été constatée.

Art. 10. — Le préfet qui a pris l'arrêté portant déclaration d'infection doit, dans les vingt-quatre heures, l'envoyer aux préfets des départements limitrophes.

Il tient journellement le ministre au courant de la marche de la maladie et des mesures prises pour la combattre.

Des bulletins sont publiés au *Journal Officiel.*

Art. 11. — La déclaration d'infection entraîne l'application des mesures suivantes :

1º Mise en quarantaine des locaux, cours, enclos, herbages et pâtures où ont séjourné des animaux malades ou ayant été exposés à la contagion de la peste bovine, impliquant défense d'y introduire des animaux sains de l'ordre des ruminants;

2° Dénombrement et marque des animaux de l'espèce bovine, ovine et caprine compris dans tout le territoire infecté;

3° Visite et surveillance, par le vétérinaire délégué, de tous locaux, cours, enclos, herbages et pâtures où se trouvent des animaux desdites espèces;

4° Défense absolue de faire sortir lesdits animaux hors du territoire déclaré infecté, si ce n'est pour la boucherie et dans les conditions précisées à l'article suivant;

5° Interdiction de la circulation des espèces bovine, ovine, caprine et porcine;

Toutefois, le transit des animaux desdites espèces à travers le territoire déclaré infecté demeurera libre, par les voies ferrées, sous la condition que ces animaux resteront enfermés dans les wagons.

6° Obligation de tenir les chiens à l'attache ou en laisse : les chats et les volailles enfermés;

7° Détermination des routes, chemins et sentiers où les personnes ne pourront circuler qu'en se soumettant aux mesures de désinfection jugées nécessaires par l'administration ;

8° Dans l'étendue du territoire déclaré infecté, obligation d'informer le maire de tous cas de maladie quelconque et de tous changements qui viendraient à se produire dans l'effectif des animaux des espèces bovine, ovine et caprine;

9° Défense à toute personne étrangère aux fermes d'entrer dans un local, cour, enclos, herbage ou pâture infectés, sans autorisation du maire de la commune accordée sur l'avis du vétérinaire délégué;

10° Interdiction aux hommes chargés de la garde des animaux et des soins à leur donner, de tout contact avec d'autres animaux, et défense pour eux d'entrer dans les

lieux renfermant des animaux autres que ceux confiés
à leurs soins;

11° Obligation pour toute personne sortant d'un local
infecté de se soumettre, notamment en ce qui concerne
les chaussures, aux mesures de désinfection jugées
nécessaires;

12° Défense de faire sortir du territoire déclaré infecté
des objets ou matières pouvant servir de véhicules à la
contagion, tels que fourrages, pailles, litières, fumiers,
harnais, couvertures, laines, peaux, poils, cornes,
onglons, os, etc.

13° Défense de déposer les fumiers sur la voie publique
et d'y laisser couler les parties liquides des déjections;
obligation de traiter ces matières conformément aux
prescriptions des arrêtés administratifs;

14° Obligation de se munir d'un laissez-passer délivré
par le maire, sur l'avis du vétérinaire délégué, pour le
transport dans l'intérieur du territoire infecté des fourrages et fumiers provenant des fermes où il n'y a pas eu
d'animaux malades.

Le laissez-passer indique la provenance et la destination de ces objets.

ART. 12. — Par exception aux dispositions de l'article
précédent et sous réserve de l'autorisation du ministre
de l'Agriculture ou de son délégué, le maire peut permettre :

1° La sortie hors du territoire déclaré infecté des animaux qui n'ont pas été exposés à la contagion, sous la
condition qu'ils seront conduits directement à l'abattoir;
avant leur départ, les animaux sont marqués.

Il est délivré un laissez-passer indiquant la provenance
et la destination des animaux.

Ce laissez-passer est rapporté au maire dans le délai
de cinq jours avec certificat attestant que les animaux
ont été abattus. Le certificat d'abatage est délivré par
l'agent préposé à la police de l'abattoir ou par l'autorité

locale dans les communes où il n'existe pas d'abattoir;

2° La sortie, dans des conditions qui seront déterminées par le ministre, des viandes provenant de l'abatage des animaux qui ont été seulement exposés à la contagion.

Les véhicules doivent être disposés de manière à ne laisser tomber aucune partie ni liquide, ni solide; ils sont désinfectés après le transport; chargement et déchargement doivent se soumettre aux mesures de désinfection jugées nécessaires pour éviter de propager la contagion. En outre, les maires doivent prescrire toute mesure qu'ils croient utile pour éviter le danger de la contagion;

3° La sortie des peaux, laines, poils, cornes, onglons, os, etc., après constatation de la désinfection par le vétérinaire délégué.

Art. 13. — La personne préposée à la conduite des animaux dont la sortie hors d'un territoire déclaré infecté a été autorisée conformément à l'article précédent, est tenue de représenter ledit laissez-passer, ou, si le délai dans lequel l'abatage devait être exécuté est expiré, il est dressé procès-verbal, et les animaux sont abattus sur-le-champ, par ordre du maire de la localité sur le territoire de laquelle ils sont saisis.

Art. 14. — Si la peste bovine vient à se déclarer dans un troupeau de bêtes ovines ou caprines, les animaux malades sont abattus. Les animaux de même espèce qui ont été exposés à la contagion sont divisés par lots et isolés, pendant quinze jours, des locaux, cours, enclos, herbages ou pâtures, éloignés de ceux qui sont habités par des bêtes bovines. A l'expiration de ce délai, la mesure peut être levée par le maire, sur l'avis du vétérinaire délégué, si aucun cas de peste ne s'est déclaré parmi eux.

Art. 15. — Les cadavres des animaux morts de la peste bovine ou abattus comme atteints de cette maladie, et ceux des animaux abattus comme suspects, dont les chairs et les débris n'ont pas été utilisés, sont transportés soit

aux ateliers d'équarrissage, soit aux fosses d'enfouissement dans les conditions suivantes :

1° Les cadavres sont désinfectés avant leur chargement
sur les voitures destinées à les transporter;

2° Ces voitures sont disposées de manière qu'aucune
matière solide ou liquide ne puisse s'en échapper dans
le trajet, et il est interdit de les faire traîner par des
bêtes bovines; elles sont accompagnées par un gardien
désigné par la mairie et porteur d'un laissez-passer;

3° Les voitures ayant servi au transport et les objets
ayant été en contact avec les animaux sont nettoyés et
désinfectés;

4° Les conducteurs et autres personnes employées au
chargement, déchargement et à l'enfouissement des
cadavres sont soumis aux mesures de désinfection jugées
nécessaires.

Art. 16. — Lorsqu'il y a nécessité de conduire les
animaux vivants à l'endroit où ils doivent être enfouis,
ils sont menés à la corde, sous la surveillance d'un agent
désigné par le maire; les déjections qu'ils peuvent abandonner en route sont immédiatement ramassées pour être
jetées dans la fosse avec la corde ayant servi à les conduire.

Art. 17. — Immédiatement après l'abatage des animaux atteints de la peste bovine ou ayant été exposés
à la contagion, les locaux, cours, enclos, herbages et
pâtures où se trouvaient ces animaux, sont soumis à une
désinfection générale.

Les pailles, fourrages, litières, fumiers ou autres objets
pouvant servir de véhicules à la contagion sont détruits
sur place ou désinfectés.

Art. 18. — Pendant toute la durée de l'épizootie, les
ateliers d'équarrissage, où les cadavres sont conduits,
sont placés sous la surveillance d'un gardien sanitaire.
Ce gardien inscrit l'arrivée des cadavres sur un registre
avec l'indication de leur provenance et en donne un récé-

pissé que les propriétaires doivent remettre immédiatement au maire de la commune.

Art. 19. — Les foires et marchés, les concours agricoles, les réunions et rassemblements sur la voie publique ou dans les cours d'auberge, ayant pour but l'exposition ou la mise en vente des animaux des espèces bovine, ovine ou caprine, sont interdits dans le territoire déclaré infecté et autour dudit territoire, dans un rayon qui est déterminé par un arrêté préfectoral.

Toutefois, les marchés intérieurs des villes ayant des abattoirs se tiennent comme à l'ordinaire, mais les animaux qui y sont conduits ne peuvent en sortir que pour être abattus dans la ville même, et le certificat de leur abatage est renvoyé dans les trois jours à l'agent chargé de la police du marché où ces animaux ont été vendus. Les peaux, poils, laines, cordes, ongles, onglons, os, fumiers, etc., ne peuvent être enlevés de l'abattoir avant d'avoir été désinfectés.

Art. 20. — La déclaration d'infection ne peut être levée par le préfet que lorsqu'il s'est écoulé trente jours au moins sans qu'il se soit produit un nouveau cas de peste bovine, et après constatation de l'accomplissement de toutes les prescriptions relatives à la désinfection.

SECTION II

Péripneumonie contagieuse.

Art. 21. — Lorsque la péripneumonie contagieuse est constatée dans une commune, le préfet prend un arrêté portant déclaration d'infection du local, de l'herbage ou de la pâture dans lequel se trouve l'animal malade et déterminant le périmètre dans lequel l'arrêté sera applicable.

Cet arrêté est publié et affiché dans la commune ainsi que dans les communes contiguës. En outre, des écriteaux

portant les mots « Péripneumonie contagieuse » sont apposés sur des poteaux plantés à l'entrée des chemins conduisant à la ferme, et sur les portes des locaux où la maladie a été constatée.

Art. 22. — La déclaration d'infection entraîne l'application des dispositions suivantes :

1° Mise en quarantaine des locaux, cours, enclos, herbages et pâtures déclarés infectés, impliquant défense d'y introduire des bêtes bovines saines, sauf ce qui sera dit à l'article 27 suivant ;

2° Immédiatement après l'abatage des animaux malades, évacuation complète et désinfection de l'étable où a existé la maladie, isolement et séquestration dans un autre local ou une autre pâture des animaux qui ont été exposés à la contagion ; marque de ces animaux ;

3° Dénombrement de tous les autres animaux de l'espèce bovine qui se trouvent dans les locaux, cours, enclos, herbages et pâtures compris dans la déclaration d'infection ;

4° Visite et surveillance par le vétérinaire délégué des locaux, cours, enclos, herbages et pâtures de la ferme ou de l'établissement où la maladie a été constatée ;

5° Interdiction de vendre les animaux qui ont été exposés à la contagion ;

6° Interdiction, aux hommes chargés de la garde des animaux et des soins à leur donner, de tout contact avec d'autres animaux de l'espèce bovine, et défense pour eux d'entrer dans les lieux renfermant des animaux de cette espèce ;

7° Obligation, pour toute personne sortant d'un local infecté, de se soumettre, notamment en ce qui concerne les chaussures, aux mesures de désinfection jugées nécessaires ;

8° Défense de faire sortir des locaux, cours, enclos, herbages et pâtures infectés, des objets ou matières pouvant servir de véhicules à la contagion, tels que fourrages, pailles, litières, fumiers, harnais, couvertures, laines, peaux, poils, cornes, onglons, os, etc.

9° Défense de déposer des fumiers sur la voie publique et d'y laisser écouler les parties liquides des déjections; obligation de traiter ces matières conformément aux prescriptions des arrêtés administratifs.

Art. 23. — Par exception aux dispositions de l'article précédent, le préfet peut, sur l'avis du vétérinaire délégué, qui indiquera les précautions à prendre :

1° Autoriser la circulation, dans le territoire de la commune où se trouve le périmètre déclaré infecté, des animaux de travail qui ont été exposés à la contagion quand ceux-ci sont jugés indispensables pour la culture du sol et les transports;

2° La même autorisation peut être accordée, pour la conduite dans un pâturage désigné, des animaux qui ont été exposés à la contagion;

3° Le préfet peut également autoriser la vente pour la boucherie et le transport pour cette destination des animaux qui ont été exposés à la contagion.

Dans le cas de vente pour la boucherie, il est délivré un laissez-passer qui est rapporté au maire dans le délai de cinq jours, avec un certificat attestant que les animaux ont été abattus. Ce certificat est délivré par l'agent préposé à la police de l'abattoir ou par l'autorité locale dans les communes où il n'existe pas d'abattoir.

Art. 24. — La personne préposée à la conduite des animaux dont la sortie ou la vente a été autorisée conformément à l'article précédent doit représenter à toute réquisition le laissez-passer prévu audit article.

Faute par elle de représenter ledit laissez-passer ou si le délai dans lequel les animaux devaient être abattus est expiré, il est dressé procès-verbal, et les animaux sont mis en fourrière par l'ordre du maire de la localité sur le territoire duquel ils sont saisis.

Si ces animaux sont reconnus atteints de la péripneumonie, ils sont abattus sur place par ordre du préfet. S'ils ont été dans la même étable ou dans le même troupeau ou en contact avec des animaux atteints de péripneumonie contagieuse, le ministre de l'Agriculture en prescrit, s'il y a lieu, l'abatage sans qu'il y ait droit d'indemnité, conformément aux articles 9 et 22 de la loi sur la police sanitaire des animaux. Après examen par un vétérinaire de l'animal abattu, le propriétaire peut être autorisé à en disposer.

Art. 25. — Lorsque la péripneumonie prend un caractère envahissant, un arrêté du préfet enjoint à tous les propriétaires, détenteurs ou gardiens d'animaux de l'espèce bovine, de déclarer à la mairie tout cas de maladie quelconque qui viendrait à se manifester sur ces animaux.

Le même arrêté interdit la tenue des foires et marchés, les concours agricoles, les réunions et rassemblements sur la voie publique ou dans les cours d'auberge ayant pour but l'exposition et la mise en vente des animaux de l'espèce bovine. Toutefois, les marchés intérieurs des villes ayant des abattoirs se tiennent comme à l'ordinaire, mais les animaux qui y sont conduits, et qui, à leur sortie, ne sont pas menés à l'abattoir, ne peuvent circuler qu'avec un laissez-passer indiquant leur destination, et qui sera remis au maire de la commune où ils doivent séjourner.

Ce maire est prévenu directement par le service du marché, de façon à placer les animaux qui en proviennent sous l'application des mesures édictées par la loi et par le présent règlement pour les animaux suspects.

Art. 26. — La chair des animaux abattus pour cause de péripneumonie ne peut être livrée à la consommation publique qu'en vertu d'une autorisation du maire, sur l'avis conforme du vétérinaire délégué.

Les poumons sont détruits ou enfouis, l'utilisation des peaux demeure permise après désinfection.

Art. 27. — Après l'évacuation des animaux survivants et l'achèvement complet des travaux de désinfection, le repeuplement des locaux peut avoir lieu avec des animaux inoculés depuis vingt et un jours au moins.

Art. 28. — La déclaration d'infection ne peut être levée par le préfet que lorsqu'il s'est écoulé un délai de trois mois au moins sans qu'il se soit produit un nouveau cas de péripneumonie, et après constatation de l'accomplissement de toutes les prescriptions relatives à l'inoculation et à la désinfection. Elle peut être levée après la désinfection, si tous les animaux qui se trouvaient dans les locaux, cours, enclos, herbages et pâtures déclarés infectés ont été abattus.

SECTION III

Fièvre aphteuse.

Art. 29. — Lorsque la fièvre aphteuse est constatée dans une commune, le préfet prend un arrêté portant déclaration d'infection des locaux, cours, enclos, herbages et pâtures dans lesquels se trouvent les animaux malades, et déterminant le périmètre dans lequel l'arrêté sera applicable. Cet arrêté est notifié aux maires de la commune et des communes limitrophes. Il est publié et affiché.

Art. 30. — La déclaration d'infection entraîne l'application des dispositions suivantes :

1° Mise en quarantaine des locaux, cours, enclos, herbages et pâtures déclarés infectés, impliquant défense d'y introduire des animaux sains des espèces bovine, ovine, caprine et porcine, dénombrement et marque de ceux qui s'y trouvent.

Par exception, s'il est nécessaire de conduire des animaux malades ou suspects au pâturage, la route qu'ils doivent suivre est déterminée par un arrêté du maire ; cette route est marquée par des poteaux indicateurs ainsi que les limites du pâturage dans lequel les animaux doivent être cantonnés. Après la marque, les animaux de travail qui ont été exposés à la contagion peuvent être utilisés sous les conditions déterminées par le maire, après avis du vétérinaire sanitaire de la circonscription. Il est délivré par le maire un laissez-passer indiquant les limites dans lesquelles la circulation desdits animaux est autorisée ;

2° Avertissement de l'existence de la fièvre aphteuse par un écriteau placé à l'entrée principale de la ferme et des locaux, cours, enclos, herbages et pâtures infectés ;

3° Visite et surveillance par le vétérinaire sanitaire des locaux, cours, enclos, herbages et pâtures de la ferme ou de l'établissement où la maladie a été constatée ;

4° Détermination des routes, chemins et sentiers fermés à la circulation des animaux susceptibles de contracter la fièvre aphteuse ;

5° Défense de faire sortir des locaux infectés des objets ou matières pouvant servir de véhicules à la contagion, tels que fourrages, pailles, litières, fumiers, couvertures, harnais, etc ;

6° Interdiction de déposer les fumiers sur la voie publique et d'y laisser écouler les parties liquides des déjections : obligation de traiter ces matières conformément aux prescriptions des arrêtés administratifs ;

7°. Interdiction de laisser pénétrer dans les locaux infectés les bouchers, marchands de bestiaux et toute personne non préposée aux soins à donner aux animaux ;

8° Obligation pour toute personne sortant d'un local infecté de se soumettre, notamment en ce qui concerne les chaussures, aux mesures de désinfection jugées nécessaires ;

9° Interdiction de vendre les animaux malades, si ce n'est pour la boucherie, auquel cas ils doivent être conduits directement à l'abattoir par des voies indiquées à l'avance.

La même interdiction s'applique pendant un délai de quinze jours à ceux qui ont été exposés à la contagion.

Dans le cas de vente pour la boucherie, il est délivré un laissez-passer qui est rapporté au maire dans le délai de cinq jours, avec un certificat attestant que les animaux ont été abattus. Ce certificat est délivré par l'agent préposé à la police de l'abattoir, ou par l'autorité locale dans les communes où il n'existe pas d'abattoir.

Les animaux transportés en vue de la boucherie doivent avoir les pieds tamponnés; ils ne peuvent être transportés en voiture ou par le chemin de fer.

Art. 31. — Lorsque la fièvre aphteuse prend un caractère envahissant, un arrêté du préfet interdit la tenue des foires et des marchés, les réunions ou rassemblements sur la voie publique ou dans les cours d'auberge, ayant pour but l'exposition ou la mise en vente des animaux des espèces bovine, ovine, caprine et porcine. Toutefois, il est fait exception pour les marchés intérieurs des villes ayant des abattoirs.

Art. 32. — La déclaration d'infection ne peut être levée par le préfet que lorsqu'il s'est écoulé quinze jours sans qu'il se soit produit un nouveau cas de fièvre aphteuse et après constatation, par le vétérinaire délégué, de l'accomplissement de toutes les prescriptions relatives à la désinfection.

SECTION IV

Clavelée.

Art. 33. — Lorsque la clavelée est constatée dans une commune, le préfet prend un arrêté portant déclaration d'infection des locaux, cours, enclos, herbages et pâtures dans lesquels se trouvent les animaux malades.

Cet arrêté est notifié aux maires de la commune et des communes limitrophes. Il est publié et affiché.

Art. 34. — La déclaration d'infection entraîne l'application des dispositions suivantes :

1° Mise en quarantaine des locaux, cours, enclos, herbages et pâtures déclarés infectés, impliquant défense d'y introduire des moutons et des chèvres en état de santé : dénombrement en marque des bêtes ovines et caprines qui s'y trouvent; marque de celles qui ne sont pas soumises immédiatement à la clavelisation. Par exception, s'il est nécessaire de conduire les animaux au pâturage, la route qu'ils doivent suivre est déterminée par un arrêté du maire; cette route est marquée par des poteaux indicateurs, ainsi que les limites du pâturage dans lequel les animaux doivent être cantonnés;

2° Avertissement de l'existence de la clavelée par un écriteau placé à l'entrée principale de la ferme et sur les locaux infectés;

3° Détermination des routes, chemins et sentiers fermés à la circulation des bêtes ovines et caprines;

4° Visite et surveillance par le vétérinaire sanitaire des locaux, enclos, herbages et pâturages de la ferme où la maladie a été constatée;

5° Interdiction de vendre des animaux malades. Si les animaux guéris ont été séparés du reste du troupeau, les effets de l'interdiction qui pèse sur eux cessent vingt jours après leur guérison;

6° Interdiction de vendre, si ce n'est pour la boucherie, les animaux qui ont été exposés à la contagion.

Dans le cas de vente pour la boucherie, il est délivré un laissez-passer qui est rapporté au maire dans le délai de cinq jours, avec un certificat attestant que les animaux ont été abattus. Ce certificat est délivré par l'agent préposé à la police de l'abattoir ou par l'autorité locale dans les communes où il n'existe pas d'abattoir.

7° Les peaux provenant des animaux claveleux morts ou abattus peuvent être livrées au commerce sous la condition d'avoir été lavées et séchées.

Art. 35. — Après la clavelisation du troupeau infecté et l'achèvement complet des travaux de désinfection des locaux où ont séjourné les animaux malades, le repeuplement peut avoir lieu avec des animaux clavelisés depuis trente jours au moins.

Art. 36. — Toutes les mesures prescrites par l'article 34 sont applicables aux troupeaux pour lesquels la clavelisation a été autorisée conformément au paragraphe 2 de l'article 11 de la loi sur la police sanitaire des animaux.

Art. 37. — Lorsque la clavelée prend un caractère envahissant, un arrêté du préfet interdit, pendant toute la durée de la maladie, de conduire les moutons et chèvres aux foires et marchés qui se tiennent dans la localité infectée.

Cette interdiction ne s'applique pas aux marchés intérieurs des villes ayant des abattoirs; mais les animaux qui y sont conduits et qui, à leur sortie, ne sont pas menés à l'abattoir, ne peuvent circuler qu'avec un laissez-passer indiquant leur destination et qui sera remis au maire de la commune où ils doivent séjourner.

Ce maire est prévenu directement par le service du marché, de façon à placer les animaux qui en proviennent sous l'application des mesures édictées par la loi et le présent règlement pour les animaux suspects.

Le transport des animaux sera effectué conformément aux instructions données par le vétérinaire sanitaire du marché.

Art. 38. — La déclaration d'infection ne peut être levée par le préfet que lorsqu'il s'est écoulé un délai de trente jours au moins, sans qu'il se soit produit un nouveau cas de clavelée, et après l'accomplissement de toutes les prescriptions relatives à la désinfection. Elle peut être levée immédiatement après la désinfection, si tous les animaux qui se trouvaient dans les locaux, cours, enclos, herbages et pâtures déclarés infectés ont été abattus.

En cas de clavelisation, la déclaration d'infection est

levée **trente** jours au moins après l'inoculation constatée.

SECTION V

Gale.

Art. **39**. — Lorsque la gale est constatée sur les animaux de l'espèce ovine et caprine ou dans un troupeau
d'animaux de ces espèces, le préfet prend un arrêté par
lequel ces animaux ou ce troupeau sont placés sous la
surveillance du vétérinaire sanitaire de la circonscription.

Il n'est permis de les conduire au pâturage qu'après
l'application d'un traitement curatif et en se conformant
aux mesures prescrites par l'arrêté, pour éviter tout contact avec les animaux non atteints de la maladie.

Art. **40**. — Il est interdit de se dessaisir des animaux
atteints de la gale, pour quelque destination que ce soit.

Art. **41**. — Les peaux et les laines provenant d'animaux atteints de la gale ne peuvent être livrées au commerce qu'après avoir été désinfectées.

L'obligation de désinfection s'applique à toutes les
laines provenant d'un troupeau dans lequel des cas de
gale ont été constatés.

Art. **42**. — Les mesures auxquelles sont soumis les animaux atteints de la gale ou les troupeaux dans lesquels
cette maladie a été constatée sont levées par le préfet,
sur l'avis du vétérinaire délégué après la disparition de
la maladie et la désinfection des locaux.

SECTION VI

Morve et farcin.

Art. **43**. — Après constatation de la morve ou du farcin, le préfet prend un arrêté portant déclaration d'infec-

tion pour mettre en quarantaine les locaux malades, et les placer sous la surveillance d'un vétérinaire délégué à cet effet.

Cette mesure entraîne l'application des dispositions suivantes :

1° Défense d'introduire dans ces locaux d'autres animaux susceptibles de contracter la morve ou le farcin;

2° Avertissement de l'existence de la morve ou du farcin par un écriteau placé à l'entrée principale de la ferme et sur les locaux infectés.

Art. 44. — Les animaux qui ont été exposés à la contagion restent placés sous la surveillance du vétérinaire délégué pendant un délai de neuf mois.

Pendant la durée de cette surveillance, ils peuvent être utilisés sous la condition qu'ils ne présentent aucun symptôme de maladie.

Il est interdit de les exposer dans les concours publics, de les mettre en vente ou de les vendre, le propriétaire ne peut s'en dessaisir que pour les livrer à l'équarrissage.

Dans ce cas, ils sont préalablement marqués, et il est délivré un laissez-passer qui est rapporté au maire dans le délai de cinq jours, avec un certificat attestant que les animaux ont été abattus. Ce certificat est délivré par le vétérinaire qui a la surveillance de l'atelier d'équarrissage.

Art. 45. — Lorsque les chevaux, ânes ou mulets sont abattus conformément à l'article 8 de la loi ou en vertu de l'article précédent, les peaux ne peuvent être livrées au commerce qu'après désinfection.

Art. 46. — Les mesures prescrites en vertu des articles 43 et 44 sont levées par le préfet après la disparition de la maladie et après constatation par le vétérinaire délégué de l'accomplissement de toutes les prescriptions relatives à la désinfection.

Ceux des animaux visés par l'article 44 qui ont présenté des symptômes de maladie restent placés, pendant un délai d'un an, sous la surveillance du vétérinaire délégué et soumis pendant ce laps de temps aux interdictions portées par le troisième alinéa dudit article.

SECTION VII

Dourine.

ART. 47. — Lorsque la dourine est constatée sur des animaux des espèces chevaline et asine, le préfet prend un arrêté pour mettre ces animaux sous la surveillance d'un vétérinaire délégué à cet effet.

ART. 48. — Les animaux atteints de la dourine sont marqués.

Il est interdit de les employer à la reproduction pendant tout le temps qu'ils sont tenus en surveillance.

Il est en outre défendu de les vendre : toutefois, cette interdiction pourra être levée par le maire, pour les mâles que l'acquéreur ou le vendeur s'engagera à faire castrer dans le délai de quinze jours.

Le vendeur ou l'acquéreur devra justifier sous sa responsabilité, par un certificat remis au maire, dans le délai ci-dessus, que l'opération a été exécutée ; ce certificat émanera du vétérinaire opérateur et la signature en sera légalisée.

ART. 49. — Dans les communes où l'existence de la dourine a été constatée, et dans les communes limitrophes, les étalons particuliers sont soumis tous les quinze jours à la visite du vétérinaire délégué. Ils ne peuvent être employés à la monte que sur l'exhibition d'un certificat de santé.

Il est interdit de faire saillir les juments sans que leur bon état de santé soit attesté par un certificat ne remontant pas à plus de quatre jours.

ART. 50. — Les mesures de surveillance auxquelles

donne lieu la constatation de la dourine ne peuvent être levées qu'un an après la guérison, certifiée par le vétérinaire délégué, des animaux qui auront été l'objet de cette mesure.

En cas de castration, la surveillance cesse de plein droit.

SECTION VIII

Rage.

Art. 51. — Tout chien circulant sur la voie publique en liberté ou même tenu en laisse doit être muni d'un collier portant, gravés sur une plaque de métal, les noms et demeure de son propriétaire.

Sont exceptés de cette prescription les chiens courants portant la marque de leur maître.

Art. 52. — Les chiens trouvés sans collier sur la voie publique et les chiens errants, même munis de collier, sont saisis et mis en fourrière.

Ceux qui n'ont pas de collier et dont le propriétaire est inconnu dans la localité sont abattus sans délai.

Ceux qui portent le collier prescrit par l'article précédent, et les chiens sans collier dont le propriétaire est connu, sont abattus s'ils n'ont pas été réclamés avant l'expiration d'un délai de trois jours francs. Ce délai est porté à cinq jours francs pour les chiens courants avec collier ou portant la marque de leur maître.

Les chiens destinés à être abattus peuvent être livrés à des établissements publics d'enseignement ou de recherches scientifiques.

En cas de remise au propriétaire, ce dernier sera tenu d'acquitter les frais de conduite de nourriture et de garde, d'après un tarif fixé par l'autorité municipale.

Art. 53. — L'autorité administrative pourra, lorsqu'elle croira cette mesure utile, particulièrement dans les villes, ordonner par un arrêté que tous les chiens circulant sur la voie publique soient muselés ou tenus en laisse.

ART. 54. — Lorsqu'un cas de rage a été constaté dans une commune, le maire prend un arrêté pour interdire, pendant six semaines au moins, la circulation des chiens, à moins qu'ils ne soient tenus en laisse.

La même mesure est prise pour les communes qui ont été parcourues par un chien enragé. Pendant le même temps, il est interdit aux propriétaires de se dessaisir de leurs chiens ou de les conduire en dehors de leur résidence, si ce n'est pour les faire abattre. Toutefois peuvent être admis à circuler librement, mais seulement pour l'usage auquel ils sont employés, les chiens de berger et de bouvier ainsi que les chiens de chasse.

ART. 55. — Lorsque des animaux herbivores ont été mordus par un animal enragé, le maire prend un arrêté pour mettre ces animaux sous la surveillance d'un vétérinaire délégué à cet effet; cette surveillance sera de six semaines au moins.

Ces animaux sont marqués et il est interdit au propriétaire de s'en dessaisir avant l'expiration de ce délai, si ce n'est pour les faire abattre. Dans ce cas, il est délivré un laissez-passer qui est rapporté au maire dans un délai de cinq jours, avec un certificat attestant que ces animaux ont été abattus. Ce certificat est délivré par le vétérinaire délégué à la surveillance de l'atelier d'équarrissage.

L'utilisation des chevaux et des bœufs pour le travail peut être autorisée à condition, pour les chevaux, d'être muselés.

ART. 56. — L'utilisation de la peau des animaux morts de la rage ou abattus pour cause de cette maladie demeure permise après désinfection dûment constatée.

SECTION IX

Charbon.

Art. 57. — Lorsque le charbon est constaté, le préfet prend un arrêté portant déclaration d'infection des locaux, cours, enclos, herbages et pâtures où se trouvent les animaux reconnus malades.

Cet arrêté est publié dans la commune, ainsi que dans les communes contiguës. En outre, des écriteaux portant le mot « charbon » sont apposés sur des poteaux plantés à l'entrée des chemins conduisant à la ferme et sur les portes des locaux où la maladie a été constatée.

Art. 58. — La déclaration d'infection entraîne l'application des dispositions suivantes :

1° Mise en quarantaine des locaux, cours, enclos, herbages et pâtures déclarés infectés, impliquant défense d'y introduire de nouveaux animaux à quelque espèce qu'ils appartiennent, à l'exception des animaux qui seront immédiatement vaccinés, dénombrement des animaux qui s'y trouvent.

Par exception, s'il est nécessaire de conduire ces animaux aux pâturages, la route qu'ils doivent suivre est déterminée par un arrêté du maire, cette route est marquée par des poteaux indicateurs ainsi que les limites du pâturage dans lequel les animaux doivent être cantonnés. La circulation des bêtes de travail qui ont été exposées à la contagion est permise sous les conditions déterminées par le maire ; après les avis du vétérinaire, ces animaux sont marqués.

2° Défense de faire sortir des locaux infectés des litières et des fumiers ;

3° Interdiction de déposer les fumiers sur la voie publique et d'y laisser écouler les parties liquides des déjections, obligation de traiter ces matières conformément aux prescriptions des arrêtés administratifs ;

4° Interdiction de laisser pénétrer dans les locaux infectés les bouchers, marchands de bestiaux et toute autre personne non préposée aux soins à donner aux animaux ;

5° Obligation pour toute personne sortant d'un local infecté de se soumettre, notamment en ce qui concerne les chaussures, aux mesures de désinfection jugées nécessaires ;

6° Visite et surveillance par le vétérinaire délégué des locaux, cours, enclos, herbages et pâturages de la ferme ou de l'établissement où la maladie a été constatée ;

7° Détermination des routes, chemins et sentiers fermés à la circulation des animaux ;

8° Interdiction de vendre des animaux malades ;

9° Interdiction de vendre, si ce n'est pour la boucherie, les animaux de même espèce qui ont été exposés à la contagion.

Dans le cas de vente pour la boucherie, les animaux sont marqués et envoyés directement à l'abattoir, il est délivré un laissez-passer qui est rapporté au maire dans le délai de cinq jours, avec un certificat attestant que les animaux ont été abattus. Ce certificat est délivré par l'agent préposé à la police de l'abattoir ou par l'autorité locale, dans les communes où il n'existe pas d'abattoir.

10° Les peaux provenant des animaux charbonneux morts ou abattus ne peuvent être livrées au commerce qu'après désinfection régulièrement constatée ;

11° Les peaux des animaux abattus pour cause de suspicion ne peuvent être livrées au commerce qu'après désinfection dûment constatée ;

12° Défense d'utiliser pour la nourriture des animaux l'herbe ou la paille provenant des endroits où ont été enfouis les animaux morts de charbon.

Art. 59. — Les propriétaires qui voudront faire pratiquer l'inoculation préventive du charbon devront en faire préalablement la déclaration à la mairie de leur commune; un certificat du vétérinaire opérateur, indiquant la date de la vaccination, sera remis au maire immédiatement après l'opération.

Pendant les quinze jours qui suivront la vaccination, les animaux resteront sous la surveillance du vétérinaire délégué à cet effet.

Pendant toute la durée de cette surveillance, il sera interdit de se dessaisir des animaux inoculés.

ART. 60. — La déclaration d'infection ne peut être levée par le préfet que lorsqu'il s'est écoulé un délai de quatre mois sans qu'il se soit produit un nouveau cas de charbon, et après constatation, par le vétérinaire délégué, de l'accomplissement de toutes les prescriptions relatives à la désinfection.

Cette déclaration peut être levée, pour les troupeaux inoculés, quinze jours après la vaccination, si aucun cas de charbon ne s'est déclaré dans lesdits troupeaux depuis l'inoculation.

SECTION X

Maladies contagieuses ajoutées par décret à la nomenclature de la loi.

ART. 61. — Dans les cas d'urgence, un arrêté du ministre de l'Agriculture, rendu après avis du Comité consultatif des épizooties, déterminera celles des dispositions contenues au présent règlement, qu'il y aurait lieu d'appliquer pour combattre les maladies contagieuses qui seraient ajoutées à la nomenclature, conformément à l'article 2 de la loi sur la police sanitaire des animaux.

CHAPITRE III. — **Mesures concernant les animaux de l'armée, de l'administration des haras, et les animaux amenés et placés dans les écoles vétérinaires.**

Art. 62. — L'autorité militaire reste chargée de toutes les mesures à prendre, en ce qui concerne les chevaux de l'armée, pour éviter l'introduction et la propagation des maladies contagieuses.

Art. 63. — Dans l'intérieur des dépôts d'étalons et jumenteries de l'Etat, les mesures prescrites par la loi sur la police sanitaire des animaux et par le présent règlement sont appliquées par les soins des directeurs, ceux-ci sont tenus néanmoins de faire à l'autorité locale la déclaration prévue par l'art. 3 de la loi sur la police sanitaire des animaux.

Art. 64. — Les écoles vétérinaires donnent avis à l'autorité du lieu d'origine des animaux amenés à leur consultation, de tous les cas de maladies contagieuses constatées sur ces animaux.

Elles peuvent, avec l'autorisation du ministre, garder en vie, pour servir à des études scientifiques, des animaux atteints de maladies contagieuses.

Dans l'intérieur de ces établissements, les mesures de police sanitaire sont appliquées par les directeurs, qui font à l'autorité locale la déclaration prévue à l'article 3 de la loi sur la police sanitaire des animaux.

CHAPITRE IV. — **Indemnité.**

Art. 65. — Dans le cas d'abatage pour cause de peste bovine et de péripneumonie contagieuse prévu par les articles 7 et 9 de la loi, ou dans le cas d'inoculation de la péripneumonie prévu par le même article 9, le procès-verbal d'estimation des animaux est immédiatement dressé et déposé à la mairie.

Le maire, après l'avoir contresigné et fait contresigner
par le juge de paix, le transmet au préfet dans les cinq
jours de sa date.

Art. 66. — A ce procès-verbal sont jointes les pièces
suivantes :

1° La demande d'indemnité fournie par le propriétaire;

2° Une copie certifiée conforme par le maire, de
l'ordre d'abatage ou d'inoculation;

3° Un certificat du maire attestant que l'ordre d'abatage a reçu son exécution, ou, dans le cas de mort par
suite de l'inoculation, que cette opération est réellement
la cause de la mort; ce dernier certificat doit être visé
par le maire;

4° Une copie certifiée conforme de la déclaration faite
à la mairie, par le propriétaire, de l'apparition de la
maladie dans ses étables ou bergeries;

5° Un certificat du maire constatant que le propriétaire
s'est conformé à toutes les autres prescriptions de la loi;

6° Une déclaration du propriétaire faisant connaître,
lorsqu'il y aura lieu, pour chaque tête de bétail, le produit de la vente des animaux ou de leurs chairs et débris.

A ces pièces doivent être joints, dans le cas d'abatage
pour cause de péripneumonie ou de mort des suites de
l'inoculation de cette maladie, le procès-verbal d'autopsie
des animaux pour la perte desquels l'indemnité est
réclamée et un certificat d'origine constatant qu'ils n'ont
pas été introduits en France dans les trois mois qui ont
précédé l'abatage. Lorsque le ministre juge nécessaire de
faire reviser l'estimation, conformément à l'article 21 de
la loi, il renvoie les pièces au préfet.

La Commission de revision prévue par ledit article est
composée de six membres, y compris le préfet ou son
délégué, président, dont la voix est prépondérante en
cas de partage. Les pièces lui sont transmises, elle
dresse son avis, après avoir mis les parties intéressées
en demeure de produire leurs observations.

TITRE II

POLICE SANITAIRE A LA FRONTIÈRE

CHAPITRE PREMIER. — **Importation des animaux.**

Art. 67. — Tous les animaux importés en France et soumis à la visite en vertu de l'article 24 de la loi sur la police sanitaire des animaux sont débarqués avant la visite, à moins que le vétérinaire ne puisse circuler librement entre les animaux.

Les animaux de l'espèce bovine admis à l'importation sont marqués.

Art. 68. — Lorsque la peste bovine est signalée dans une contrée, d'où sa propagation en France serait à redouter, un arrêté ministériel prohibe l'entrée des ruminants de toutes les espèces provenant des pays infectés, ainsi que l'importation de tous les objets et matières pouvant servir de véhicules à la maladie.

Art. 69. — Lorsque les animaux frappés de prohibition pour cause de peste bovine sont présentés à l'importation par terre ou par mer, ces animaux sont saisis et abattus sur place, sans indemnité, malades ou non. Sont également abattus sans indemnité les ruminants faisant partie d'un troupeau présenté à la frontière avant la prohibition et dans lequel l'existence de la peste bovine est constatée.

Dans tous les cas, les cadavres sont enfouis avec la peau tailladée.

Art. 70. — Les maladies contagieuses autres que la peste bovine, importées par terre ou par mer, donnent lieu aux mesures suivantes :

1º Lorsque la péripneumonie contagieuse est constatée dans un troupeau à la frontière de terre ou dans un arrivage maritime, tout animal malade est abattu sur place; ceux qui ont été exposés à la contagion sont repoussés hors du territoire, après avoir été marqués, à moins que le propriétaire ne consente à ce qu'ils soient livrés immédiatement à la boucherie sous les conditions prescrites par l'agent sanitaire;

2º La clavelée comporte, à la frontière, les mêmes mesures que la maladie précédente : à l'arrivée par mer, elle entraîne l'abatage immédiat des animaux malades et laisse facultative, pour les propriétaires, soit la mise en quarantaine avec clavelisation, des animaux suspects, soit leur envoi à la boucherie; toutefois, les animaux qui présenteront les cicatrices caractéristiques de l'inoculation seront admis librement;

3º En cas de fièvre aphteuse, les animaux malades et ceux qui ont été exposés à la contagion sont repoussés après avoir été marqués; si l'arrivage a lieu par mer, les animaux doivent être envoyés immédiatement à la boucherie.

S'il s'agit d'animaux reproducteurs ou de vaches laitières, la mise en quarantaine peut être autorisée;

4º En ce qui concerne la morve et le farcin à la frontière de terre ou de mer, les animaux reconnus malades de la morve sont abattus; ceux qui sont atteints du farcin ou qui présentent des symptômes douteux de morve sont repoussés après avoir été marqués.

Les animaux qui ont été exposés à la contagion de l'une ou l'autre de ces maladies peuvent être admis en France, à la condition qu'ils seront placés en surveillance pendant un délai de deux mois;

5º Le charbon constaté dans les arrivages par terre ou par mer entraîne l'abatage des animaux malades. Les animaux qui ont été exposés à la contagion sont repoussés après avoir été marqués, à moins que le propriétaire ne consente à ce qu'ils soient livrés à la boucherie immédiatement ou ne demande leur mise en quarantaine avec inoculation obligatoire;

6º Pour la dourine, à l'arrivage par terre ou par mer, en cas de maladie constatée, les animaux sont repoussés après avoir été marqués; en cas de doute, la mise en observation de l'animal suspect peut être autorisée. L'autorisation immédiate d'entrée peut être accordée pour les chevaux entiers, malades ou suspects, si leurs propriétaires s'engagent à les faire émasculer dans un délai de quinze jours;

7º En cas d'importation de troupeaux atteints de gale, ces troupeaux sont repoussés.

Art. 71. — La durée de la quarantaine applicable à chaque maladie est déterminée par un arrêté ministériel, après avis du Comité consultatif des épizooties.

Art. 72. — Lorsqu'une maladie contagieuse est signalée en pays étranger, dans le voisinage immédiat de la frontière, le préfet du département prend un arrêté pour interdire la circulation du bétail entre les localités et les communes françaises limitrophes : le même arrêté peut prescrire le dénombrement et la marque des animaux susceptibles de contracter la maladie qui sévit à l'étranger.

Pendant tout le temps qui sera fixé par l'arrêté, tout bétail nouvellement introduit devra faire l'objet d'une déclaration au maire de la commune; il sera justifié de sa provenance.

Art. 73. — Lorsqu'une maladie contagieuse se déclare en pays étranger dans le voisinage de la frontière, un arrêté du ministre de l'Agriculture peut interdire momentanément l'introduction des animaux par les bureaux de douane de la partie de frontière menacée.

Art. 74. — Lorsqu'une commune française qui possède un bureau de douane ouvert à l'importation des animaux sera déclarée infectée en totalité ou en partie, un arrêté ministériel pourra interdire momentanément l'introduction des animaux par ce point de la frontière ou déterminer les routes et chemins que devront suivre les animaux pour éviter de traverser la commune infectée.

CHAPITRE II. — **Exportation des animaux.**

Art. 75. — Un décret du président de la République détermine les ports de mer ouverts à la sortie des animaux.

Art. 76. — Les animaux exportés par mer ne peuvent être embarqués que sur la présentation d'un certificat de santé délivré par un vétérinaire délégué à cet effet par le ministre de l'Agriculture.

Les frais de la visite sont à la charge de l'expéditeur, ils sont perçus par le vétérinaire d'après un tarif fixé par le ministre. La taxe est due pour chaque tête de bétail visité, que l'embarquement ait été autorisé ou non.

Art. 77. — Avant l'embarquement, le vétérinaire délégué s'assure que la partie du navire dans laquelle le bétail doit être placé est dans un état de propreté et de salubrité convenable. Il peut en requérir le nettoyage et la désinfection.

Art. 78. — Les animaux reconnus malades ou suspects par le vétérinaire délégué sont traités comme il est dit au titre III, ch. Ier (foires et marchés).

Art. 79. — Immédiatement après chaque départ, tous les emplacements où ont stationné les animaux sont nettoyés et désinfectés, ainsi que tous apparaux, passerelles, etc., qui ont servi à l'embarquement.

TITRE III

DISPOSITIONS GÉNÉRALES

CHAPITRE PREMIER. — **Foires et marchés.**

ART. 80. — Les emplacements affectés aux foires et marchés à bestiaux sont divisés en compartiments pour chaque espèce d'animaux, avec des entrées spéciales, autant que faire se peut.

Si l'emplacement le permet, il est réservé un espace libre entre les animaux appartenant à des propriétaires différents.

ART. 81. — Le vétérinaire préposé à l'inspection sanitaire des animaux conduits aux foires et marchés est tenu de porter immédiatement à la connaissance de l'autorité locale tous les cas de maladie contagieuse ou de suspicion constatés par lui. La police fait immédiatement mettre en fourrière les animaux atteints ou suspects de maladies contagieuses.

Le vétérinaire fait son enquête sans délai et propose l'adoption des mesures de précaution nécessaires.

ART. 82. — Dans le cas de constatation de maladies contagieuses, le maire de la commune d'où proviennent les animaux en est immédiatement informé par un avis mentionnant le nom du propriétaire; sur cet avis, le maire prend les mesures prescrites par la loi et le présent règlement.

ART. 83. — Lorsque la maladie constatée est la peste bovine, tous les animaux des espèces bovine, ovine et caprine présents sur le marché sont immédiatement séquestrés, et il est procédé conformément aux dispositions du titre Ier, ch. II, section première.

ART. 84. — Lorsque la maladie constatée est la péripneumonie, tous les animaux malades sont mis en fourrière pour être abattus, soit dans la localité même, soit à l'abattoir le plus voisin.

Toutes les bêtes bovines appartenant au propriétaire des animaux malades et celles qui ont été en contact avec elles sont considérées comme suspectes, elles ne peuvent être vendues que pour la boucherie. Toutefois, si les propriétaires préfèrent les conserver, elles sont conduites dans leur étable et soumises aux prescriptions de la loi et du présent règlement.

Dans le cas de transfert à l'abattoir, les animaux sont préalablement marqués, et il est délivré par le maire un laissez-passer, comme il est dit à l'article 23.

Art. 85. — Lorsque la maladie constatée est la fièvre aphteuse, les animaux malades sont mis en fourrière et séquestrés jusqu'à complète guérison. Pendant la durée de la séquestration, le propriétaire peut faire abattre ses animaux, soit dans la localité même, soit à l'abattoir le plus voisin.

Dans le cas de transfert à l'abattoir, les animaux sont préalablement marqués, et il est délivré un laissez-passer, comme il est dit à l'article 30.

Ceux qui ont été en contact avec les bêtes reconnues malades sont signalés aux maires des communes où ils sont envoyés.

Art. 86. — Lorsque la maladie constatée est la clavelée, ou la gale, ou le charbon, les animaux malades sont mis en fourrière et séquestrés jusqu'à complète guérison.

Le propriétaire peut soumettre à l'inoculation propre à chaque maladie les animaux qui sont sous le coup de la clavelée ou du charbon. Quant aux animaux atteints de la gale, ils sont soumis au traitement curatif que comporte la maladie.

Pendant la durée de la séquestration, le propriétaire peut faire abattre ses animaux malades, qui sont enfouis ou livrés à l'atelier d'équarrissage.

Le transfert à l'atelier d'équarrissage ou à l'abattoir a lieu sous la surveillance d'un gardien spécial.

Les animaux qui ont été en contact avec les bêtes reconnues malades sont signalés aux maires des communes où ils sont envoyés.

Art. 87. — Lorsque la maladie constatée est la morve, l'animal est saisi et abattu. Le transfert à un atelier d'équarrissage peut être ordonné par le maire après que l'animal a été marqué; il a lieu sous la surveillance d'un gardien spécial.

Immédiatement après l'abatage, l'animal est injecté à l'acide phénique ou à l'essence de térébenthine. Le vétérinaire s'assure que cette dernière prescription a été remplie.

Art. 88. — Après chaque tenue de marché, le sol des halles, des étables, des parcs de comptage, de tous autre. emplacements où les animaux ont stationné et les parties en élévation qu'ils ont pu souiller sont nettoyés et désinfectés.

CHAPITRE III. — **Abattoirs.**

Art. 89. — Les locaux qui, dans les abattoirs ou les tueries particulières, ont contenu des animaux atteints de maladies contagieuses, sont nettoyés et désinfectés.

Les hommes employés dans les abattoirs doivent se soumettre aux mesures de désinfection jugées nécessaires.

Art. 90. — Les abattoirs publics et tueries particulières sont placés d'une manière permanente sous la surveillance d'un vétérinaire délégué à cet effet.

Lorsque l'ouverture d'un animal fait connaître les besoins propres à une maladie contagieuse, le maire de la commune d'où provient cet animal en est immédiatement avisé, afin qu'il prenne les dispositions nécessaires.

CHAPITRE IV. — **Ateliers d'équarrissage.**

Art. 91. — Il est tenu, dans les ateliers d'équarrissage, un registre sur lequel tous les animaux sont inscrits dans l'ordre de leur arrivée; cette inscription contient le nom du propriétaire de l'animal, avec l'indication du domicile, le signalement de l'animal et le motif pour lequel il est abattu. Ce registre est parafé par le vétérinaire délégué, à chacune de ses visites.

Art. 92. — Les ateliers d'équarrissage sont placés d'une manière permanente sous la surveillance d'un vétérinaire délégué à cet effet.

CHAPITRE V. — **Transport des animaux.**

Art. 93. — En tout temps, quel que soit l'état sanitaire, les wagons qui ont servi au transport des animaux sont nettoyés et désinfectés, après chaque voyage, dans les vingt-quatre heures qui suivent le changement.

Immédiatement après la sortie des animaux, il est apposé, sur l'une des faces latérales du wagon, un écriteau indiquant qu'il doit être désinfecté.

Art. 94. — Les hangars servant à recevoir les animaux dans les gares de chemins de fer, les quais d'embarquement et de débarquement et les quais mobiles sont nettoyés, désinfectés après chaque expédition ou chaque arrivée d'animaux.

Art. 95. — Les bateaux et navires qui ont servi au transport des animaux doivent être nettoyés, lavés et désinfectés dans le plus court délai après déchargement.

Les pontons, passerelles, etc., sont également nettoyés, lavés et désinfectés.

CHAPITRE VI. — Service vétérinaire.

Art. 96. — Dans chaque département, le préfet nomme autant de vétérinaires sanitaires qu'il juge nécessaire pour assurer l'exécution de la loi et des règlements sur la police sanitaire des animaux.

Le service comprend obligatoirement un vétérinaire délégué chef du service sanitaire du département. Ce vétérinaire doit toujours se rendre sur les lieux en cas de peste bovine ou de péripneumonie.

Les ordres d'abatage ou d'inoculation ne peuvent être donnés sans son avis motivé.

Art. 97. — En cas d'invasion de la peste bovine ou de la péripneumonie sur plusieurs points à la fois, le préfet peut, avec l'autorisation du ministre de l'Agriculture, déléguer à plusieurs vétérinaires les attributions et les pouvoirs conférés au vétérinaire délégué chef du service départemental.

Art. 98. — Au cas où le vétérinaire sanitaire de la circonscription n'est pas d'accord avec le vétérinaire délégué, chef du service sanitaire du département, sur l'existence de la peste bovine ou de la péripneumonie contagieuse, avis en est donné immédiatement au ministre qui désigne, pour visiter les animaux, un troisième vétérinaire.

Art. 99. — Les vétérinaires sanitaires et le vétérinaire délégué chef du service sanitaire sont tenus, pour chaque invasion de maladie contagieuse, de faire un rapport sur l'origine de la maladie et des mesures prises.

Les vétérinaires sanitaires doivent, en outre, à la fin de chaque année, adresser au vétérinaire délégué chef du service un rapport général conforme aux instructions qui leur sont données ; le vétérinaire délégué chef du service transmet ces rapports, en les résumant dans un travail d'ensemble, au préfet qui les envoie au ministre avec ses observations sur la marche du service.

8

CHAPITRE VII. — **Comité consultatif des épizooties.**

Art. 100. — Le Comité consultatif des épizooties institué près du ministère de l'Agriculture est chargé de l'étude et de l'examen de toutes les questions qui lui sont renvoyées par le ministre, spécialement en ce qui concerne :

L'application de la législation relative aux épizooties et les modifications que l'expérience pourra démontrer nécessaires.

L'organisation et le fonctionnement du service vétérinaire ;

Les mesures à appliquer pour prévenir et combattre les épizooties, ainsi que les mesures propres à améliorer les conditions hygiéniques des animaux.

Il rédige sur ces objets les instructions qu'il peut y avoir lieu de publier. Il reçoit en communication les rapports du service sanitaire des départements, ainsi que les informations sur les maladies épizootiques à l'étranger et indique ceux de ses renseignements qu'il peut être utile de livrer à la publicité.

Le Comité présente chaque année au ministre un rapport général sur l'état sanitaire des animaux pendant l'année écoulée.

Art. 101. — Le Comité consultatif des épizooties est composé de **16** membres.

Sont de plein droit membres du Comité :

1° Le directeur de l'Agriculture ;

2° L'inspecteur général des écoles vétérinaires ;

3° L'inspecteur général des services sanitaires ;

4° Le chef du service vétérinaire qui fait en même temps les fonctions de secrétaire.

Le ministre de l'Agriculture nomme les **12** autres membres qui sont renouvelables par tiers chaque année.

Les membres sortants peuvent être renommés.

Le président est nommé par le ministre.

DÉCRET *du 28 juillet 1888, ajoutant de nouvelles maladies à la nomenclature des maladies des animaux qui sont réputées contagieuses.*

Art. 1ᵉʳ. — Sont ajoutées à la nomenclature des maladies des animaux qui sont réputées contagieuses, et qui donnent lieu à l'application des dispositions de la loi du 21 juillet 1881 :

Le charbon symptomatique ou emphysémateux et la tuberculose dans l'espèce bovine.

Le rouget et la pneumo-entérite infectieuse dans l'espèce porcine.

ARRÊTÉ *du 28 juillet 1888, déterminant celles des dispositions du décret du 22 juin 1882 à appliquer pour combattre les nouvelles maladies contagieuses.*

Art. 1ᵉʳ. — Dans le cas de charbon et sang de rate, fièvre charbonneuse ou charbon symptomatique, le préfet prend un arrêté pour mettre sous la surveillance du vétérinaire sanitaire les animaux parmi lesquels la maladie a été constatée, ainsi que les locaux, cours, enclos, herbages et pâtures où ils se trouvent.

Art. 2. — La surveillance cesse quinze jours après la disparition du dernier cas de maladie.

Art. 3. — Aussitôt qu'un animal est reconnu malade, il est isolé et mis à l'attache.

Art. 4. — Le maire prescrit d'urgence les mesures suivantes, dont il surveille l'exécution :

1° Destruction des cadavres ou enfouissement dans les conditions prescrites par l'article 4 du décret du 22 juin 1882 après que la peau a été tailladée;

2° Destruction, avec les cadavres, des parties de litière,

de fourrages, etc., qui ont été souillées par les animaux malades ;

3° Désinfection des locaux et tous emplacements où ont séjourné les animaux malades ainsi que des objets qu'ils ont pu souiller.

Art. 5. — Il est interdit de hâter, par effusion de sang, la mort des animaux malades ;

Art. 6. — Pendant toute la durée de la surveillance, les animaux sains qui sont exposés à la contagion ne peuvent être vendus que pour la boucherie.

Dans ce cas, il est délivré un laissez-passer qui est rapporté au maire dans le délai de cinq jours avec un certificat attestant que les animaux ont été abattus. Ce certificat est délivré par l'agent préposé à la police de l'abattoir ou par l'autorité locale des communes où il n'existe pas d'abattoir.

Art. 7. — Il est interdit, pendant cette période de surveillance, d'introduire dans les troupeaux, bergeries, écuries, pâturages, etc., infectés, de nouveaux animaux des espèces ovine et bovine s'il s'agit de sang de rate, fièvre charbonneuse, ou de nouveaux animaux de l'espèce bovine, s'il s'agit de charbon symptomatique.

Exception est faite pour les animaux qui ont été soumis à l'inoculation préventive.

Art. 8. — Les propriétaires qui voudront mettre en œuvre l'inoculation préventive doivent en faire préalablement la déclaration au maire de leur commune.

Un certificat du vétérinaire opérateur, indiquant la date à laquelle l'inoculation a été terminée et le nombre et l'espèce des animaux inoculés, est remis au maire immédiatement après l'opération.

Le maire informe simultanément le préfet et le vétérinaire de la circonscription ; celui-ci, pendant une durée de quinze jours, non compris celui de la dernière opération, aura les animaux inoculés sous sa surveillance.

Pendant la durée de cette surveillance, il est interdit

de se dessaisir des animaux inoculés pour aucune destination.

Art. 9. — Lorsque la tuberculose est constatée sur des animaux de l'espèce bovine, le préfet prend un arrêté pour mettre ces animaux sous la surveillance du vétérinaire sanitaire.

Art. 10. — Tout animal reconnu tuberculeux est isolé et séquestré.

L'animal ne peut être déplacé, si ce n'est pour être abattu. L'abatage a lieu sous la surveillance du vétérinaire sanitaire, qui fait l'autopsie de l'animal et envoie au préfet le procès-verbal de cette opération dans les cinq jours qui suivent l'abatage.

Art. 11. — Les viandes provenant d'animaux tuberculeux sont exclues de la consommation;

1° Si les lésions sont généralisées, c'est-à-dire non confinées exclusivement dans les organes viscéraux et leurs ganglions lymphatiques;

2° Si les lésions, bien que localisées, ont envahi la plus grande partie d'un viscère ou se traduisent par une éruption sur les parois de la poitrine ou de la cavité abdominale; ces viandes, exclues de la consommation, ainsi que les viscères tuberculeux, ne peuvent servir à l'alimentation des animaux et doivent être détruites.

Art. 12. — L'utilisation des peaux n'est permise qu'après désinfection;

Art. 13. — La vente et l'usage du lait provenant des vaches tuberculeuses sont interdits. Toutefois, le lait pourra être utilisé sur place pour l'alimentation des animaux après avoir été bouilli.

Art. 14. — Lorsque le rouget ou la pneumo-entérite infectieuse est constaté dans une commune, le préfet prend un arrêté portant déclaration d'infection des locaux, cours, enclos et pâtures dans lesquels se trouvent les animaux malades. Cet arrêté est publié et affiché dans la commune;

Art. 15. — La déclaration d'infection entraine l'application des mesures suivantes :

1° Mise en quarantaine des locaux, cours, enclos et pâtures déclarés infectés, impliquant défense d'y introduire les animaux de l'espèce porcine ;

2° Visite et surveillance, par le vétérinaire sanitaire, des locaux, cours, enclos et pâtures déclarés infectés ;

3° Interdiction d'abattre les porcs atteints de la maladie sans en donner préalablement avis à l'autorité municipale ;

4° Interdiction de vendre, si ce n'est pour la boucherie, les porcs qui ont été exposés à la contagion.

Dans le cas de vente pour la boucherie, les animaux sont marqués ; le maire délivre un laissez-passer qui lui est rapporté dans le délai de cinq jours avec un certificat attestant que les animaux ont été abattus. Ce certificat est délivré par l'agent préposé à la police de l'abattoir, ou par l'autorité locale dans les communes où il n'existe pas d'abattoir.

Les animaux transportés en vue de la boucherie ne peuvent être conduits qu'en voiture ou par chemin de fer ;

5° Défense de laisser écouler sur la voie publique les parties liquides des déjections: obligation de traiter ces matières, ainsi que les litières et fumiers, conformément aux prescriptions des arrêtés administratifs, avant de les laisser sortir des locaux infectés ;

6° Interdiction de laisser pénétrer dans les locaux, cours, enclos et pâtures déclarés infectés, toutes personnes autres que celles qui sont préposées aux soins à donner aux animaux ; défense à celles-ci de pénétrer dans d'autres porcheries ;

7° Obligation, pour toute personne sortant d'un local infecté, de se soumettre aux mesures de désinfection jugées nécessaires, notamment en ce qui concerne les chaussures ;

Art. 16. — La chair des animaux abattus comme

atteints du rouget ou de la pneumo-entérite infectieuse
ne peut être livrée à la consommation des personnes
qu'en vertu d'une autorisation du maire, sur l'avis conforme du vétérinaire sanitaire.

Les viscères, poumons, estomac, foie, rate sont
détruits.

Art. 17. — Les cadavres des animaux morts du rouget ou de la pneumo-entérite infectieuse, quand ils ne
sont pas détruits sur place, sont transportés soit aux ateliers d'équarrissage, soit aux fosses d'enfouissement dans
les conditions suivantes :

1° Les voitures sont disposées de manière qu'aucune
matière liquide ne puisse s'échapper durant le trajet;
elles sont immédiatement nettoyées et désinfectées, ainsi
que tous les objets ayant été en contact avec les animaux
morts ou abattus comme atteints de la maladie;

2° Les conducteurs et autres personnes employées au
chargement ou déchargement et à l'enfouissement des
cadavres sont soumis aux mesures de désinfection jugées
nécessaires.

Art. 18. — Lorsque le rouget ou la pneumo-entérite
infectieuse prend un caractère envahissant, un arrêté du
préfet interdit la circulation, le colportage, ainsi que
l'exposition ou la mise en vente des porcs, dans les foires et
marchés et autres réunions ou rassemblements d'animaux.

Art. 19. — Les personnes qui voudront faire pratiquer
l'inoculation préventive du rouget devront en faire préalablement la déclaration au maire de la commune; un
certificat du vétérinaire opérateur, indiquant la date à
laquelle l'inoculation a été terminée et le nombre d'animaux inoculés, est remis au maire immédiatement après
l'opération.

Pendant les quinze jours qui suivent cette date, les
animaux restent sous la surveillance du vétérinaire sanitaire, et il est interdit de s'en dessaisir, si ce n'est pour
les faire immédiatement abattre.

Art. 20. — La déclaration d'infection ne peut être levée que lorsqu'il s'est écoulé un délai d'un mois sans qu'il se soit produit un nouveau cas de rouget ou de pneumo-entérite infectieuse et après déclaration, par le vétérinaire sanitaire, que toutes les prescriptions relatives à la désinfection ont été exécutées; elle peut être levée immédiatement après la désinfection si tous les porcs qui se trouvaient dans les cours, enclos, etc., déclarés infectés ont été abattus.

Cette prohibition peut être levée en cas d'inoculation préventive de tous les porcs ayant été exposés à la contagion quinze jours après l'opération, si aucun cas de rouget ne s'est déclaré parmi ces animaux pendant ce laps de temps, et s'il est constaté par le vétérinaire sanitaire que toutes les prescriptions relatives à la désinfection ont été exécutées.

Art. 21. — La constatation du charbon (sang de rate, fièvre charbonneuse), du charbon symptomatique, de la tuberculose, du rouget et de la pneumo-entérite infectieuse, dans les arrivages par terre ou par mer, entraîne l'abatage des animaux malades.

Les animaux qui ont été exposés à la contagion sont repoussés après avoir été marqués, à moins que le propriétaire ne consente à ce qu'ils soient sacrifiés sur place pour la boucherie.

Art. 22. — Lorsque le charbon (sang de rate, fièvre charbonneuse), le charbon symptomatique, le rouget ou la pneumo-entérite infectieuse ont été constatés sur un champ de foire ou marché, les animaux malades sont mis en fourrière et séquestrés.

Pendant la durée de la séquestration, le propriétaire peut faire abattre ses animaux malades; les cadavres sont enfouis ou livrés à l'atelier d'équarrissage.

Le transport à l'atelier d'équarrissage a lieu sous la surveillance d'un gardien spécial. Les animaux qui ont été en contact avec les bêtes reconnues malades sont signalés aux maires des communes où ils sont envoyés.

Art. 23. — Lorsque la tuberculose est constatée sur un champ de foire ou un marché, les animaux malades sont renvoyés dans leur commune d'origine, à moins que le propriétaire ne préfère les faire abattre. Dans le cas de retour, ils sont signalés au maire de la commune.

Art. 24. — Les préfets des départements sont chargés, chacun en ce qui le concerne, de l'exécution du présent arrêté.

Décret du 24 mai 1876, qui organise le Comité consultatif des épizooties.

Art. 1er. — Il est institué un Comité consultatif des épizooties près du ministère de l'Agriculture et du Commerce.

Art. 2. — Le Comité consultatif des épizooties est chargé de l'étude et de l'examen de toutes les questions qui lui sont renvoyées par le ministre, spécialement en ce qui concerne :

Les réformes à introduire dans la législation relative aux épizooties ;

L'instruction et l'organisation d'un service vétérinaire ;

Les mesures à prendre pour prévenir et combattre les épizooties, ainsi que les mesures propres à améliorer les conditions sanitaires et hygiéniques des animaux et à favoriser la reproduction du bétail.

Il rédige sur ces objets les instructions qu'il peut y avoir lieu de publier.

Il centralise les informations sur les faits de maladies épizootiques à l'étranger et indique ceux de ces renseignements qu'il peut être utile de livrer à la publicité dans l'intérêt de l'agriculture.

Le Comité présente chaque année au ministre un rapport général sur l'état sanitaire du bétail pendant l'année écoulée.

Art. 3. — Le Comité consultatif des épizooties est composé de 11 membres :

Sont de plein droit membres du Comité :

1° Le conseiller d'État secrétaire général du Ministère.

2° Le directeur de l'Agriculture ;

3° L'inspecteur général des Écoles vétérinaires ;

4° L'inspecteur général du service sanitaire ;

5° Le directeur de l'École vétérinaire d'Alfort.

Le ministre de l'Agriculture et du Commerce nomme les six autres membres du Comité, savoir :

Un parmi les conseillers d'État ou administrateurs ;

Un parmi les jurisconsultes ;

Un parmi les inspecteurs généraux de l'Agriculture ;

Un parmi les vétérinaires principaux de l'armée, membre de la Commission d'hygiène hippique ;

Un parmi les membres de la Société centrale de médecine vétérinaire ;

Un parmi les membres de la Société centrale d'Agriculture.

En cas de vacances, la nomination de ces membres est faite sur une liste de trois candidats présentée par le Comité.

Le président est nommé directement par le ministre.

Art. 4. — Un secrétaire ayant voix consultative, nommé par le ministre, est attaché au Comité.

Le ministre peut, en outre, autoriser à assister avec voix délibérative ou consultative, d'une manière permanente ou temporaire, aux séances du Comité, les fonctionnaires dépendant de son administration et dont les fonctions sont en rapport avec les questions de la compétence du Comité.

Le ministre peut aussi nommer membres honoraires du Comité des personnes qui en ont fait partie ;

Art. 5. — Les membres présents aux séances du

Comité **ont** droit, pour chaque séance, à des jetons dont la valeur est fixée par arrêté du ministre.

Le secrétaire du Comité ne reçoit pas de jetons de présence; il touche une indemnité annuelle, qui est fixée par arrêté du ministre.

Art. 6. — Le Comité se réunit au moins deux fois par mois, et plus souvent si l'état des affaires l'exige. L'ordre et le mode de ses délibérations sont réglés par des arrêtés du ministre.

TABLE DES MATIÈRES

Imp. P. Feron-Vrau, 3 & 5, rue Bayard, Paris.

BIBLIOTHÈQUE AGRICOLE

DE LA

MAISON DE LA BONNE PRESSE

VOLUMES A 1 FRANC

(PORT EN SUS)

Manuel pratique des Caisses rurales, par Louis Durand. *Port,* 0 fr. 15.

Les animaux de la ferme : Espèce chevaline, par F. Hermier. *Port,* 0 fr. 25.

Manuel de médecine vétérinaire, par Prosper Adenot, *Broché, port,* 0 fr. 25; *relié,* 1 fr. 50; *port,* 0 fr. 30.

VOLUMES A 1 FR. 50

(PORT, 0 FR. 35)

Les Plantes d'orangeries et de serres froides, par un ancien professeur d'horticulture. *Broché avec couverture gaufrée.*

VOLUME A 4 FRANCS

Manuel d'horticulture, par un religieux ayant 26 ans de pratique. *Port,* 0 fr. 60.

LE LABOUREUR-REVUE

Paraît tous les trois mois en brochures contenant tous les articles d'économie politique agricole et les renseignements pratiques du *Laboureur.*

Un an, **3** francs. *Une livraison,* **0** fr. **75,** *port en sus.*

Les années 1895, 1896, 1897, 1898 et 1899 forment cinq volumes. *Chacun, broché,* **3** francs ; *relié,* **4** francs, *port en sus.*

5, RUE BAYARD, 5

IMPRIMERIE P. FÉRON-VRAU, 3 ET 5, RUE BAYARD, PARIS